O GRANDE LIVRO DOS MANTRAS

Maitri Baraz

O GRANDE LIVRO DOS MANTRAS

Uma Obra de Referência sobre **Mantra Yoga e Mantraterapia**

Tradução

Gilson César Cardoso de Sousa

Editora Pensamento
SÃO PAULO

Título do original: *Le Grand Manuel des Mantras*.

1ª edição 2025.

Editor: Adilson Silva Ramachandra
Gerente editorial: Roseli de S. Ferraz
Gerente de produção editorial: Indiara Faria Kayo
Preparação de originais: Danilo Di Giorgi
Editoração eletrônica: Join Bureau
Revisão: Bárbara Parente

Dados Internacionais de Catalogação na Publicação (CIP)
(Câmara Brasileira do Livro, SP, Brasil)

Baraz, Maitri
O grande livros dos mantras: uma obra de referência sobre mantra yoga e mantraterapia / Maitri Baraz; tradução Gilson César Cardoso de Sousa. – 1. ed. – São Paulo: Editora Pensamento, 2025.

Título original: Le grand manuel des mantras
ISBN 978-85-315-2446-2

1. Mantras I. Título.

25-281093 CDD-203.7

Índices para catálogo sistemático:

1. Mantras: Prática diária 203.7
Cibele Maria Dias – Bibliotecária – CRB-8/9427

Direitos de tradução para o Brasil adquiridos com exclusividade pela
EDITORA PENSAMENTO-CULTRIX LTDA., que se reserva a
propriedade literária desta tradução.
Rua Dr. Mário Vicente, 368 – 04270-000 – São Paulo – SP – Fone: (11) 2066-9000
http://www.editorapensamento.com.br
E-mail: atendimento@editorapensamento.com.br
Foi feito o depósito legal.

AUM Gaṁ Gaṇapataye namaḥ
AUM Srī Gurubhyo namaḥ
AUM Saṁ Sarasvayai namaḥ
AUM Parā Śaktyai namaha

Este livro é oferecido, com gratidão infinita, a todos os meus mestres e professores, na esperança de que seja inspirador e útil aos praticantes de yoga em nosso mundo contemporâneo tão atribulado.

Agradecimentos especiais a Mātā Amritānandamayī Devī e Swami Śāradānanda Sarasvatī por suas bênçãos.

SUMÁRIO

PREFÁCIO

A ESSÊNCIA DO MANTRA

O mantra, fórmula sagrada, está no âmago das grandes tradições espirituais da Índia. Constitui, ao mesmo tempo, o meio e o fim, o Conhecimento e sua ferramenta principal. É, literalmente, aquilo que protege (*tra*) o espírito (*man*), que permite transcendê-lo, que o invoca e o conduz à fusão com a verdade eterna do ser existente no coração de cada um – e isso em todas as épocas, em todos os lugares e em todas as circunstâncias.

Na prática do yoga e do Tantra, com efeito, o mantra não é substituído por nada, muito menos pelas ruminações mentais mecânicas e funestas ou as técnicas formais, mas se acrescenta a tudo. Cada momento do dia, cada atividade é acolhida, ritmada e celebrada pela repetição de mantras, do despertar ao adormecer e, de uma forma mais sutil, mesmo depois, no mistério da noite. Isso não se dá apenas com cada atividade em si, mas também com cada momento de transição, de passagem, sempre aberto como uma brecha entre os mundos; não apenas em todos os tempos e circunstâncias, mas também em qualquer lugar, abolindo toda separação entre a matéria e o espírito, entre o sagrado e o profano, entre o sujeito e o objeto, entre o mapa e o território. Com efeito, em sânscrito e principalmente no caso dessas fórmulas sagradas, a palavra não se distingue da coisa que designa.

Assim, cada instante é uma festa, cada ato é uma celebração, uma homenagem à fonte imutável de onde toda vida emana e que toda vida reflete. Cada parte do corpo é consagrada, divinizada e intimamente percebida na expressão de sua forma sonora, tornando cada gesto uma ação sagrada e uma expressão da Vontade divina única. Cada respiração canta, celebra e nos lembra naturalmente o milagre das encarnações. Os textos sagrados nos ensinam que respiramos vinte e uma mil e seiscentas vezes em vinte e quatro horas; a respiração nos remete constantemente à Consciência suprema e à nossa imortalidade quando cantamos "Sou isto" (*so'ham*) – o mantra universal que nos convida a permanecer sempre imersos na Felicidade que somos.

Para reconhecermos essa Realidade eterna, de que nunca estivemos separados, mas em relação à qual exprimimos o tempo todo, e sob formas diversas, uma certa nostalgia e uma certa carência, as tradições espirituais da Índia abrem para nós, desde sempre, um leque de ensinamentos e práticas cujo objetivo único, se não o maior, tem sido nos pôr em contato e nos reconciliar finalmente com a parte mais íntima e perene de nós mesmos, a fim de escaparmos, por natureza, ao que em geral chamamos de "morte".

Portanto, ainda que constitua uma via específica e independente em si mesma, a repetição do mantra está não só imersa no âmago de todas as tradições, sobretudo do yoga, do vedānta ou do Tantra, para citar apenas estas, mas também, e inextricavelmente, ligada ao conjunto de suas práticas, com poucas exceções. Como a própria Deusa ensina:

mantrābhyāsena yogena jñeyajñānāya kalpate|na yogena vinā mantro na mantreṇa vinā hi saḥ.

"O yoga, acompanhado da prática do mantra, leva
Ao conhecimento de tudo que se deve conhecer.
Não há mantra sem yoga,
Não há yoga sem mantra, isso é certo."

Ela acrescenta que "a prática conjunta de ambos constitui, efetivamente, o meio de realizar o *Brahman*, o Absoluto, em sua totalidade"[1].

No yoga, a repetição (*japa*) do mantra – principalmente aquele que é transmitido de forma direta pelo mestre quando da iniciação (*dīkṣā*), de boca em boca (*vaktrāt vaktrāntaram*) –, é, portanto, inerente à prática do autoestudo ligado ao estudo dos textos (*svādhyāya*) como parte da disciplina pessoal (*niyama*). É inerente também às posturas, aos exercícios respiratórios, ao retiro sensorial, à concentração e à meditação, que visam à absorção na Realidade mais vasta, sem nascimento nem morte, que não difere de nosso estado mais inato e mais natural. O poder que caracteriza tais fórmulas proporciona a essas práticas uma força que elas não encontrariam em outra fonte; e o fogo da ascese (*tapas*), despertado pelo conjunto das práticas, empresta o vigor e o discernimento necessários ao recitante, assim como o ensino do mestre permite obter a compreensão apropriada a fim de se evitar a prática cega.

Do mesmo modo, no Vedānta, o mantra – que acompanha a contemplação das Escrituras e suas "grandes palavras" como *Aham Brahmasmi*, "Eu sou a Realidade Suprema" – constitui um sólido apoio para levar a bom termo a pesquisa do Si Mesmo, pacificando o mental e lhe permitindo assim interrogar-se corretamente sobre a natureza daquele que o repete e aspira a conhecer a Realidade.

No Tantra, a repetição do mantra é a base e o eixo de todas as outras práticas, como as libações de água (*tarpaṇa*), as oblações ao

[1] *Devī-Gītā, 7.60-63.*

fogo (*homa*), a adoração ritual (*pūjā*), o canto de hinos (*stotra*) e outras peregrinações (*yātrā*) tanto exteriores quanto interiores.

Afora os casos em que os mantras são utilizados no quadro da magia, da terapêutica ou de rituais específicos, em uma visão mais mundana e com vistas a obter certas faculdades (*siddhis*), o que sempre se celebra é o Si Mesmo, o Ser supremo (*Brahman*), pouco importa o nome dado a este último, sob a forma de um deus ou uma deusa. De início, a repetição do mantra, descontínua e depois contínua, permite acalmar o mental, que por fim se dissolve (*mano-laya*) e abre um espaço de silêncio e contemplação somente para o essencial. A repetição ativa também os principais centros (*cakra* – chakra) e canais (*nāḍīs*) de energia, conecta o espírito a uma outra qualidade de inteligência e constitui, como lembra igualmente o *Bhagavad-Gītā*, o melhor dos ritos sacrificiais[2]. O exercício universal que consiste em repetir o nome de Deus ou uma sequência de sons específicos está no cerne da prática espiritual (*sādhana*), não importa qual seja o caminho. Não importa também que a prática do *Mantra yoga* seja considerada por alguns como a forma inferior do yoga ou, por outros, como a superior, sendo o mantra sinônimo, em sua forma absoluta, de *Kuṇḍalinī śakti* e de *Parā śakti*, isto é, de Energia e Consciência divina, simbolizada pela Deusa que é também a Mãe do Universo.

A esse respeito, as lendas indianas nos contam que, no início da criação e para assegurar seu desenvolvimento, os deuses pediram à Mãe divina que encarnasse para se tornar a esposa do deus *Śiva*. Ela então nasceu sob a forma de *Satī*, a Virtuosa, e, depois, passou muitos anos com seu esposo bem-amado. Um dia, seu pai organizou um grande sacrifício, mas, por orgulho e em razão de inúmeros atritos com *Śiva* (Shiva), os dois esposos não tinham sido convidados, ao contrário de todo o resto do Universo. Apesar dos conselhos do

[2] *Bhagavad-Gītā*, 10.25.

marido, *Satī* foi até o lugar do grande ritual, mas, humilhada pela atitude de seu próprio pai, imolou-se nas chamas do sacrifício. Enlouquecido de raiva, *Śiva* destruiu o sacrifício, colocou o cadáver da esposa morta nos ombros e perambulou pelo céu gritando seu nome. Os deuses então ficaram extremamente ansiosos. A fim de livrá-lo desse apego e preservar a criação, que estava ameaçada, *Viṣṇu* (Vishnu) retalhou o corpo de *Satī* com seu disco. Foi assim que 51 pedaços – ou 108, conforme algumas versões da lenda – caíram na terra, dando origem a outros tantos santuários sagrados, os *Śakti-Pīṭhas,* nos quais a Deusa reside sob diferentes formas.

Essas partes do corpo de *Satī* simbolizam e encarnam também os 51 fonemas do alfabeto sânscrito, ou *akṣaras,* "indivisíveis" e "imperecíveis", que constituem o fundamento do Universo tal qual o conhecemos. Nos *Tantras,* esse conjunto de sons ou vibrações é coletivamente chamado de *Mātṛkā,* termo que designa também a Mãe, aquela que dá nascença, que faz emergir e reabsorve o mundo, o qual ao mesmo tempo prende e liberta os seres. Esse ramalhete de letras – de *a* a *kṣa* – engloba assim todos os aspectos da criação, da preservação e da destruição, que se desdobram como o giro de uma roda em movimento perpétuo na Consciência pura, no Ser Supremo ou no verdadeiro Si Mesmo que é o autêntico sujeito da experiência.

Essa *Mātṛkā* constitui – como o mundo que dela emana – o corpo da Deusa, sua forma sonora, o Som do Supremo (*śabda-brahman*), a Matriz dos mantras e de todos os textos sagrados, que está na fonte de toda palavra e de todo Universo criado, macrocósmico e microcósmico, um oceano de vibrações ou de energia composto de nomes e formas. Essa Consciência manifestada também é chamada, entre milhares de nomes, de *Bhuvaneśvarī,* "a Soberana do Universo", ou de *Mātṛkā-varṇa-rūpinī,* "Aquela que tem a forma do alfabeto sânscrito"[3].

[3] *Lalitā Sahasranāma,* 116c.

Essa Palavra Suprema é a energia da criação inteira, a força do sopro vital que sustenta todos os seres por meio da inspiração e da expiração, e, manifestada como fonemas, chama-se *Kuṇḍalinī*, "a Anelada", no corpo de todas as criaturas[4].

Por isso, o yogue prudente começa sua prática diária evocando esses sons elementares, primeiro no corpo físico, depois no corpo energético, e associando a eles, do modo preconizado por seu mestre, a repetição de seus mantras prediletos. Faz circular assim sequências vibratórias específicas ao longo dos diferentes centros de energia, de maneira circular, ascendente e descendente, a fim de despertar, estimular e harmonizar a energia divina na intimidade de seu próprio corpo, até perceber que este não é um objeto sólido delimitado pela pele e separado do resto da criação, mas algo que na verdade abarca o Universo inteiro. Compreende que o corpo cósmico está inteiramente contido na Consciência, que a essência de seu ser é a palavra e que o mantra é uma palavra viva cuja essência silenciosa é sabor, onipresença sob o aspecto sensível do som e de cada um de seus pensamentos.

Nos aforismos de *Śiva*, essa *mātṛkā* é por isso qualificada de *jñāna-adhiṣṭhānaṃ*, a base, o substrato, o fundamento de todo conhecimento: "A linguagem e a consciência que lhe confere significado forma a ligação essencial entre o mundo interior da consciência e o mundo exterior dos objetos materiais [...]. O mundo onde vivemos enquanto sujeitos individuais que percebem e pensam é produto da linguagem. Dominar o fundamento da linguagem equivale a entrar em contato com a própria causa de nosso mundo cotidiano. A consciência criadora (*vimarśa*), pela qual a linguagem adquire significado e em virtude da qual podemos articular nossas intenções e nossas ideias, tanto em relação a nós mesmos quanto em relação aos outros,

---

[4] *Ṣaṭcakranirūpaṇa*, 10-11; *Śāradā-Tilaka Tantra*, 1.14.

é aqui chamada de *Mātṛkā*, considerada como a mãe desconhecida de todas as coisas (*ajñātā mātā*)"[5].

Graças à prática e à experiência, o mantra – que de início parecia apenas uma fórmula simples ou um exercício de concentração, de repetição vocal e mental cujo objetivo *a priori* era alcançar uma Realidade divina aparentemente separada de mim, isto é, um meio – assume então uma dimensão nova, desvelando e revelando sua verdadeira natureza, em nada diferente da Consciência que todos nós somos. Mais concretamente, empreendendo a busca do Si Mesmo (*ātma-vicāra*) no quadro do yoga do conhecimento (*jñāna-yoga*), a percepção atenta do mantra que se repete – em voz alta (*vaikhari*) em sua articulação grosseira, tangível e articulada, depois mentalmente (*madhyama*) em sua articulação sutil – reforça a consciência que é dada do espaço causal e indiferenciado, pronto a criar, no qual a palavra-pensamento se manifesta como um clarão ou um quadro global (*paśyanti*), onde o mantra aparece, se repete e desaparece, sem distinção entre a palavra, a coisa designada e o sujeito; e isso, por assim dizer, sob o olhar imutável do Si Mesmo e da Deusa Suprema (*parā*), que é pura Palavra, puro Silêncio, Verbo imperecível (*śābda akṣarā*) e Absoluto (*para-brahman*). Ou seja, como um raio de luz só é visível graças aos objetos que revela, o supremo Mantra ou pura Consciência – imaculada como um cristal sem impurezas ou como um céu sem nuvens – pode ser reconhecido graças ao mantra enquanto objeto mental, este último acabando por se dissolver com a percepção ilusória do mundo fenomênico e dotando-o da energia vital que retorna à sua própria fonte. É o despertar de *Kuṇḍalinī*.

Pela graça do mestre e da Deusa, tudo que o yogue pensa, enuncia ou ouve é então percebido como um mantra libertador. A Força da

---

5 *Śiva-Sūtra*, 1.4. Cf. *Les Aphorismes de Śiva, avec le Commentaire de Bhāskara, le Vārttika*. Tradução francesa do sânscrito por Mark S. G. Dyczkowski, Almora, 2013.

Mãe (*Mātṛkā śakti*), enfim reconhecida na intimidade de seu próprio coração, não é, pois, fonte de servidão e confusão, mas de libertação e clareza. O yogue compreende, desse modo, como a criação – caso haja referência à famosa metáfora da árvore invertida, com as raízes que descem de cima[6] – germina no plano causal (*paśyanti*), projeta suas folhas, floresce no plano sutil ou mental (*madhyama*) e se expande no plano grosseiro ou físico (*vaikhari*). Ele não apenas compreende como remontar a corrente da criação pelo reconhecimento sistemático dessas diferentes densidades de energia ou frequências vibratórias, dissolvendo-se no próprio processo para ceder lugar à Suprema evidência, como vislumbra um modo, pelo jogo da re(re)criação, de descer novamente à manifestação a fim de absorver e abarcar cada um de seus aspectos. O yogue constata então que o mantra, em toda a sua imensidade, é, ao mesmo tempo, o que percebe e o que é percebido, para além de qualquer distinção, e que não difere da Deusa, sendo esta ao mesmo tempo significante e significado, a repetidora, a repetida e a própria repetição.

Ele compreende – com a sensação e o sentimento associados à ideia – que não é um indivíduo separado, em busca da experiência de Deus ou da Deusa, mas a própria Divindade experimentando sua forma cósmica, sua própria criação, isto é, a totalidade dos corpos humanos contidos no seu Si Mesmo. Frui assim, conscientemente, a beatitude original – em sua forma suprema, como no sono profundo – a partir da qual tudo se eleva e na qual tudo se reabsorve, enquanto percebe o mundo dos objetos interiores e exteriores nos estados de sonho e vigília graças ao conjunto das funções mentais e sensoriais que constituem cada um dos seres humanos.

Reconhecendo-se assim em sua natureza não nascida e em sua expressão variada, o yogue celebra a Mãe divina, essa Energia

---

6 Cf. p. 37 desta obra.

primordial incognoscível, infinita, invisível, uma e múltipla ao mesmo tempo, essa Força do yoga (*Yoga śakti*) nutriz e criadora, essa Matriz de todos os mantras, que projeta o Universo dos nomes e das formas por meio da magia de seus fonemas, sustentando eternamente a atividade da criação, ouvindo todos os desejos de seus fiéis, dissipando todos os medos e transcendendo todos os obstáculos[7].

E foi assim também que nasceu, por obra e graça dessa Deusa da palavra – chamada *Vāk, Sarasvatī, Śrī Rāja Śyāmalā, Mātaṅgī* ou *Mantrinī,* entre tantas outras formas divinas –, *O Grande Livro dos Mantras,* por intermédio da pena de Maitri Baraz, para preencher uma lacuna importante no panorama editorial francês e oferecer uma introdução completa e fiel a essa tradição espiritual da Índia. Esta obra séria, pedagógica e inspiradora é também fruto de uma prática encarnada e de uma experiência autêntica, palpáveis na própria concepção do livro, em seu entusiasmo, em sua força e em sua generosidade.

Possa ele estimular e encantar o maior número de pessoas e possa a Grande Soberana verter seu néctar sobre aquelas e aqueles que lerem, estudarem e praticarem com sinceridade esses ensinamentos.

Śrī Mātre Namaḥ. Honra à Mãe Divina!

– Pierre Bonnasse, junho de 2021

---

[7] Cf. *Śiva-Saṃhitā,* 1.23-24. *Devī Upaniṣad,* 21, 24-26.

INTRODUÇÃO

POLUIÇÃO SONORA E VIBRATÓRIA ATUAL

Nosso mundo, saturado pela midiatização e pela circulação de todos os tipos de informação, tornou-se uma meada que tentamos ansiosamente desemaranhar. Basta parar e fechar os olhos para começar a ouvir, em nosso mental, fragmentos de frases lidas nas redes sociais, anúncios publicitários que o olhar percorre inconscientemente na rua, melodias escutadas no rádio ou entonações dos apresentadores de televisão.

Tudo isso cria uma cacofonia que, na realidade, acaba comprometendo a absorção das informações e, acima de tudo, impede uma reflexão não influenciada e um julgamento inteligente.

A poluição sonora é bem mais perigosa do que supomos! É ela que nos impede de tomar decisões bem ponderadas, de nos concentrar em nosso trabalho, de canalizar nossas emoções, de reter as lições da vida, de não cometer mais os mesmos erros e, principalmente, nos impede de seguir nosso caminho belo e único.

Não são apenas frases, palavras, canções e vozes. O espaço da nossa vida também é invadido por vibrações poluidoras como as do motor de uma geladeira, que nos "sacodem" durante a noite caso durmamos em um quarto perto da cozinha; como as das lâmpadas que vibram o dia inteiro em nossos escritórios; como o rumor generalizado da circulação urbana, sem falar das ondas emitidas por computadores e celulares. Costumamos pensar que essas vibrações não trazem mensagens e, portanto, não são prejudiciais. Mas o simples fato de o corpo perceber continuamente essas microvibrações, processá-las e tentar repeli-las nos cansa extremamente, chegando a esgotar nosso sistema nervoso e imunológico!

Que fazer, então? Como a pessoa pode se proteger sem se afastar do mundo para ir morar em uma caverna no Himalaia?

POR QUE OS PÁSSAROS CANTAM E AS VACAS MUGEM?

Os animais não emitem sons por prazer; há muitas explicações para isso.

A vaca produz o som "hummm", grave e acalentador, com a boca fechada, para tranquilizar seu filhote; já o som "muuu", mais agudo e com a boca aberta, serve para se comunicar com seus iguais que estão longe ou para pedir ajuda.

Entre os animais, os cantos são emitidos principalmente em situações de acasalamento: o macho procura atrair a fêmea com suas vocalizações. A capacidade de um macho de cantar bem é vista como indicativo de boa saúde e, portanto, da condição de bom reprodutor.

O canto é muito importante também para marcar território. Quando o pássaro encontra o lugar que lhe convém, ele o defende cantando! A complexidade, o timbre ou a intensidade do canto são outros tantos índices que informam os outros indivíduos sobre as capacidades do dono do lugar. O canto equivale então a uma advertência sonora feita para intimidar os outros pássaros. Cada espécie possui um repertório de cantos próprio, que constitui um meio de identificação às vezes mais eficiente que as cores da plumagem, que pode ser dissimulada pela vegetação.

Uma das funções das emissões sonoras entre os humanos, esquecida com frequência, é a autocura. Sons harmonizados, oriundos da caixa de ressonância que é nosso próprio corpo, agitam todos os tecidos, fluidos e espaços, fazendo uma massagem celular muito propícia ao bem-estar das pessoas.

SOM SAGRADO: O ESCUDO DO PSIQUISMO

Há milênios, o trabalho vocal é utilizado como método de cura e harmonização dos desequilíbrios, tanto físicos quanto psíquicos. Os sábios dizem sempre que "os problemas vêm de fora, enquanto as soluções vêm de dentro". Nosso corpo – e sobretudo nosso aparelho vocal – tem um potencial imenso de emissão de sons purificadores e calmantes, que nos permitem eliminar negatividades em todos os níveis.

A civilização da Índia atual se apoiou em pesquisas feitas por seus antigos sábios. Eles estudaram os princípios da ação das sonoridades variadas sobre nossos diferentes corpos (físico, energético e mental). Elaboraram, em seguida, uma língua extraordinária, o sânscrito. A magia do sânscrito pode ser confirmada até por quem ouve o idioma pela primeira vez. Essa língua nos agita, nos confronta com sons desconhecidos, rompe barreiras na expressão e, por fim, encanta!

As sequências sonoras pronunciadas em sânscrito, segundo códigos específicos, despertam energias cósmicas e apelam para arquétipos sagrados. Essas sonoridades nos põem em contato também com as forças da Natureza e nos permitem reencontrar a harmonia interior original.

Não há nenhuma dúvida de que o canto dos mantras acalma o mental e libera energias estagnadas, bem como tensões acumuladas em nós. Além de tranquilizar o mental e controlar o estresse, os métodos de mantraterapia têm se mostrado cada vez mais eficientes no combate a problemas digestivos, dificuldades de concepção e fertilidade em geral, insônia, enxaqueca, depressão e disfunções do sistema endócrino.

Os ensinamentos do yoga insistem igualmente no fenômeno da harmonização mais geral. Um indivíduo "em boa consonância" vibratória com a Natureza difunde um estado de equilíbrio psíquico e emocional à sua volta. Assim, as práticas mântricas – individuais ou em grupo – constituem um meio de proteger a sociedade da agressividade e da discórdia, que nos prejudicam tantos nos dias de hoje. Podemos mudar muito mais coisas com o canto dos mantras da paz, por exemplo, do que com greves e protestos! Basta acreditar neles e compreender seu misterioso funcionamento.

SÂNSCRITO E NEUROPLASTICIDADE

Nosso sistema nervoso é constituído por redes de conexões neuronais que têm o potencial de se recriar, se fortalecer ou enfraquecer e desaparecer. Esse fenômeno recebe o nome de "neuroplasticidade". Quando ouvimos e pronunciamos sempre as mesmas combinações sonoras, reforçamos as "pistas" já utilizadas. Sabe-se que a repetição é central no aprendizado de línguas e melodias.

Quando confrontamos nosso sistema nervoso com combinações sonoras novas e lhes atribuímos significados jamais utilizados – por exemplo, o aprendizado de uma nova língua –, novas conexões neuronais começam a se formar e nosso desempenho na percepção e emissão de sons aumenta!

O processo de criação de novas conexões neuronais é sempre muito desconfortável a princípio, pois o sistema nervoso é arrancado de sua rotina, mas é extremamente benéfico.

No caso do sânscrito, não apenas as sílabas, as palavras e as frases são desconhecidas como os modos de produção dos sons também são novos. Frequentemente, precisamos utilizar músculos do aparelho vocal e do ventre que nunca tinham sido implicados na expressão falada ou cantada. É justamente isso que nos frustra no início do aprendizado do sânscrito. Uma vez superada a barreira, porém, essa língua invade o espaço do nosso coração e as frases em sânscrito se instalam em definitivo em nossa memória. Quanto mais praticamos os mantras, mais desenvolvemos o apetite e a capacidade de "digestão sânscrita".

Convém lembrar que, durante a prática de mantras, a complexidade das regras de pronúncia em sânscrito joga, na verdade, em nosso favor. É graças a uma atenção aguçada – exigida por suas regras – que conseguimos esquecer ou afastar o ruído mental. Durante uma sessão de *Mantra yoga*, o sistema nervoso se fortalece (pois cria novas conexões neuronais) e, ao mesmo tempo, repousa (já que não se encontra no "modo de funcionamento multitarefas", em que o mental salta de um pensamento a outro).

Lembremo-nos sempre: quanto mais complexo soar o mantra, mais o sistema nervoso caminha para a concentração, tão indispensável às práticas meditativas! Quanto mais complicado parecer o mantra, maior o nosso potencial de aumentar a capacidade de emissão sonora, o desempenho intelectual e a adaptabilidade ao estresse!

Depois de ter "desemaranhado" um mantra complexo durante 30 minutos, nossos problemas nos parecem insignificantes e se transformam em doçura, tal como, após uma sessão de posturas de yoga, nosso corpo, revigorado, se livra das tensões musculares.

MANTRAS: A SITUAÇÃO ATUAL NO MUNDO YOGI DO OCIDENTE

Em 2022, a cultura do yoga – com suas diversas práticas – estava incontestavelmente instalada no Ocidente. Incontáveis personalidades entraram em contato com o Oriente e nos trouxeram práticas da Índia que foram adaptadas às necessidades e à percepção dos ocidentais. Embora as práticas posturais sejam mais comuns quando se fala em yoga, nota-se uma vontade crescente, entre os praticantes ocidentais, de ir mais longe, sobretudo nas práticas de meditação e de mantras.

Já a partir dos anos 1970, graças a movimentos como o *Yoga Śivananda*, a Meditação Transcendental, o movimento *Hare Kṛṣṇa* (ISKCON) e a vários outros, os mantras chegaram até os buscadores de quietude ocidentais.

A velocidade do crescimento desse interesse é colossal. Ainda em 2010, os mantras eram erroneamente considerados como práticas quase sectárias, mas essa visão está hoje totalmente ultrapassada porque seus métodos, fundamentados na sabedoria ancestral, se revelaram proveitosos, harmonizadores, libertadores e terapêuticos, mesmo para quem ainda não os domina por completo. É comum, em retiros de yoga, que os participantes declarem que seus momentos preferidos são as práticas sonoras!

Cada vez mais pessoas entoam mantras ou cânticos em sânscrito em suas casas ou dentro de seus automóveis, por darem-se conta de que isso dá tranquilidade e equilíbrio a seu mental. Assim, os mantras vão se tornando uma arma poderosa contra o famoso estresse.

Como ocorre sempre nos processos de popularização de práticas, notamos hoje uma perda de pureza e rigor na transmissão das práticas mântricas. Há milênios, na Índia, os mantras são práticas secretas que conferem poder. Atualmente, no mundo ocidental, os mantras são praticados sem o conhecimento preliminar do sânscrito e sem sua magia e suas leis energéticas. Isso resulta muitas vezes de traduções excessivamente formais e pronúncias distorcidas. Os mantras são algoritmos fonéticos específicos, cuja eficácia é garantida pelo rigor da prática.

Há muita confusão em torno dos mantras. Acostumamo-nos a chamar de "mantra" qualquer frase repetida – em sânscrito ou não. Não raro, os mantras são também confundidos com os cânticos devocionais (*kirtans* e *bhajans*), mas essas são práticas muitíssimo diferentes.

Dado que o Ocidente está mostrando grande interesse pelas práticas mântricas, desejamos, com este livro, propor resumos estruturados dos princípios e métodos do *Mantra yoga* e da mantraterapia. Sem grandes pretensões, o livro procura transmitir ensinamentos teóricos e práticos recolhidos na Índia, com mestres tradicionais, e também com pesquisadores do Ocidente.

REGRAS DA PRONÚNCIA SÂNSCRITA, COM OS CARACTERES DIACRÍTICOS

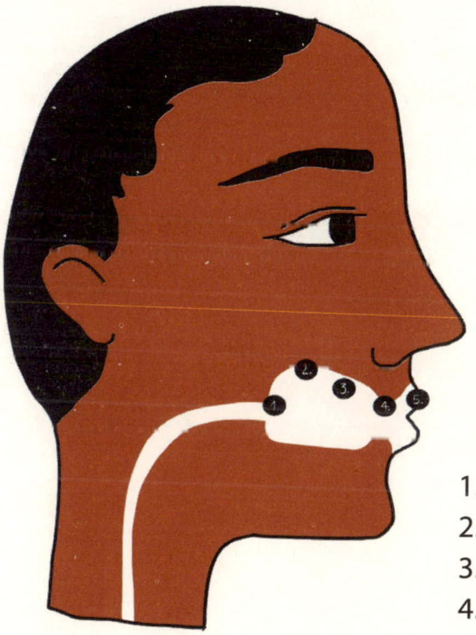

1. Guturais
2. Palatais
3. Cerebrais
4. Dentais
5. Labiais

VOGAIS		
अ	a (breve)	paon
आ	ā (longa)	lavage
इ	i (breve)	piqûre
ई	ī (longa)	cri
उ	u (breve)	boule
ऊ	ū (longa)	loup
ऋ	ṛ (longa surda)	entre *ri* e *re*
ॠ	ṝ (longa surda)	entre *ri* e *re*
ऌ	ḷi (breve surda)	entre *lri* e *lre*
DITONGOS		
ए	e	clé
ऐ	ai	ail
ओ	o	pot
औ	au	*now* (inglês)
ANUSVARA		
अं	ṁ	am
VISARGA		
अः	ḥ	aha

1. GUTURAIS		
क	ka	cadre
ख	kha (aspirada)	chamelon
ग	ga	garçon
घ	gha (aspirada)	ghetto
ङ	nga	ange

2. PALATAIS		
च	ca	tchèque
छ	cha (aspirada)	matcha
ज	ja	dojo
झ	jha (aspirada)	django
ञ	ña	baignade
3. CEREBRAIS		
ट	ṭa	tambour
ठ	ṭha (aspirada)	thym
ड	ḍa	donation
ढ	ḍha (aspirada)	adhérent
ण	ṇa	gagner
4. DENTAIS		
त	ta	tableau
थ	tha (aspirada)	pathétique
द	da	madame
ध	dha (aspirada)	adhérent
न	na	signature
5. LABIAIS		
प	pa	papa
फ	pha (aspirada)	saphir
ब	ba	balustrade
भ	bha (aspirada)	hibou
म	ma	maman
SEMIVOGAIS		
य	ya	acacia
र	ra (surda)	racine
ल	la	laboratoire
व	va	vague
SIBILANTES		
श	ś	chien
ष	ṣ	chat
स	s	safran
OUTRAS		
ह	ha	*happy* (inglês)

ORIGENS DO
MANTRA YOGA

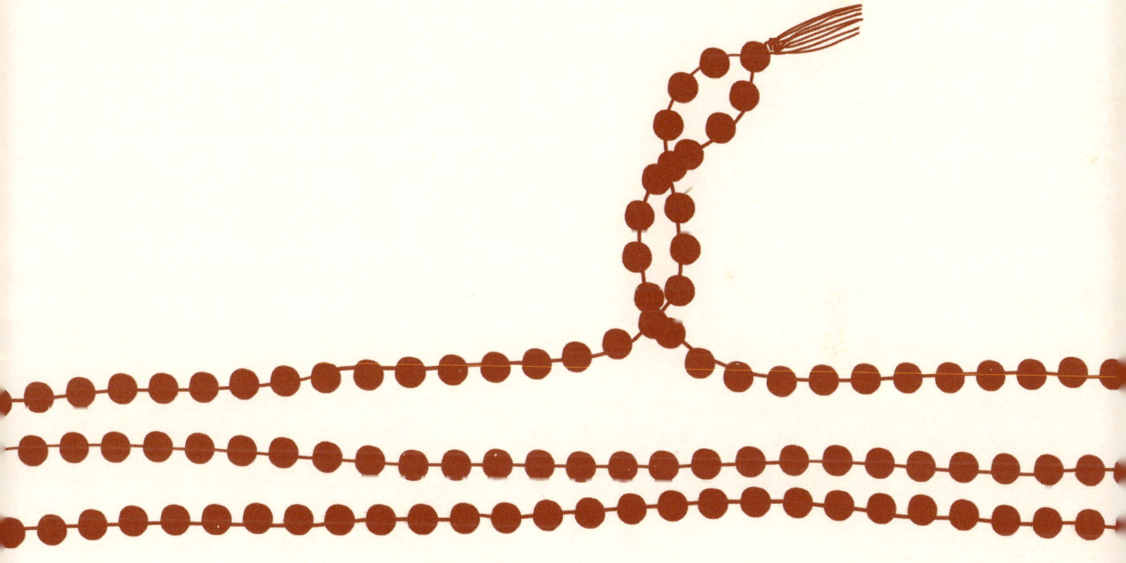

LEI UNIVERSAL/SANĀTANA DHARMA

A Criação manifestada inteira – não importam o continente ou a época – é sustentada e nutrida pelos mesmos princípios universais: as leis que organizam a matéria, mas estão além da matéria; as leis cujos princípios se refletem em todas as tradições espirituais, mas também nas ciências – essa divisão divina se chama *Sanātana Dharma.*

Assim como um mesmo código de informática é utilizado para produzir programas de computador diferentes, e os mesmos fonemas e letras são utilizados para escrever e falar em línguas diferentes, o *dharma* constitui a base essencial que permite a diversidade do mundo. O *dharma* é a ordem harmoniosa universal, o funcionamento divino.

A raiz sânscrita *dhṛ* e o verbo *dharatī* significam "manter", "sustentar", "ter", "perdurar", "carregar". Encontramos essa acepção no primeiro *cakra*, centro energético, *Mūlādhāra*: a "raiz que sustenta".

O termo *sanātana* ("eterno") indica que essa ordem não foi estabelecida em um dado momento. Toda religião tem um fundador: Buda para o budismo, Jesus Cristo para o cristianismo, Maomé para o islamismo; entretanto, quando se trata do *Sanātana Dharma*, falamos da ordem natural que sempre existiu. Os sábios chegam a afirmar que existiu antes mesmo da Criação manifestada. Os princípios da ordem cíclica, os poderes dos cinco elementos da Natureza, a lei de causa e efeito, o sentido da existência, os segredos da transmigração energética, as particularidades da percepção e as tendências comportamentais, as interações entre os planetas e os astros, as técnicas de comunicação com o mundo não material, tudo isso constitui o conjunto dos ensinamentos do *Sanātana Dharma*.

OS 4 VEDAS

Esses princípios do *Sanātana Dharma* são fixos e estão contidos nos *Vedas*. Hoje, temos o costume de vê-los como livros, mas, antes de se tornar os quatro livros, o Veda era principalmente o sistema das verdades. O Veda existe para além dos livros. Essa divisão em quatro partes foi feita apenas para aprimorar a sistematização de nossa compreensão dessa verdade.

Repetimos: não se trata da religião hindu e sim da sabedoria universal milenar. A raiz sânscrita *vid* significa "conhecimento"; e o verbo *vindati*, "ter a experiência", "descobrir", "realizar".

Embora se diga que os livros dos Vedas foram escritos há cerca de três mil anos, essa cultura e ciência espiritual são bem mais antigas. Foram transmitidas oralmente nas épocas em que os *brāhmaṇes* tinham a capacidade de aprender de cor e memorizar indefinidamente textos longos. Aprendia-se ouvindo e recitando textos que, por vezes, exigiam várias horas. De certo modo, o surgimento de livros atesta a degradação do homem e o enfraquecimento de seu corpo mental, que se tornou incapaz de reter na memória esse vasto conhecimento.

Hoje, conhecemos quatro livros:

ṚG VEDA	Livro dos hinos que glorificam as forças do Universo
YAJUR VEDA	Livro dos rituais
SĀMA VEDA	Livro dos cânticos
ATHARVA VEDA	Livro do saber viver no cotidiano

Cada um dos quatro *Vedas* se divide em quatro partes:

SAṂHITĀS	Coletâneas de mantras
BRĀHMAṆAS	Livro dos rituais
ĀRANYAKAS	Tratados florestais
UPANIṢADS	Resumos das sabedorias

Em uma palavra, os *Vedas* são chamados também de *Śrutis* ("o que se ouviu diretamente da Fonte") – o verbo *śravaṇam* significa "ouvir". É sobretudo nisso que os *Vedas* se distinguem de todas as outras escrituras posteriores, que trazem o nome comum de *smṛtis* ("nascidas do intelecto" ou "conclusões") – o verbo *smaraṇam* significa "memorizar" ou "lembrar-se".

Como os textos védicos eram outrora aprendidos de cor, para ser transmitidos oralmente, todo um sistema de recitação muito especial foi elaborado com essa finalidade. Os ritmos sonoros se combinavam com gestos das mãos, o que permitia aos aprendizes não apenas a memorização dos textos, durante centenas de horas, mas também uma precisão que evitava os erros de pronúncia. Os Vedas eram aprendidos unicamente no quadro de *guru śiṣya paramparā*. A linhagem autêntica ou o método passavam do mestre ao aluno através dos séculos.

Ainda que atualmente tenhamos os textos escritos, é nossa responsabilidade mostrar o mesmo respeito pelos sons sagrados e aprendê-los sem alteração na forma.

Além do fato de não serem textos em prosa, mas estrofes ritmadas que não veiculam ensinamentos, eles constituem fórmulas sagradas que por si mesmas atuam para que a harmonia do *Dharma* se instale. Para entender esse princípio, é necessário conhecer as etapas da criação do Universo.

O SOM CÓSMICO NA VISÃO DO TANTRA

Antes que a Natureza fosse criada, existia uma Unidade ou o Nada primordial, chamado *Brahman* pelo *Sanātana Dharma* e *caos* pela tradição judaico-cristã. O ponto deflagrador da construção da obra cósmica é determinado pelo termo contemporâneo "*Big Bang*", que na realidade corresponde ao bíblico "Deus disse". Com efeito, o som foi a primeira forma manifestada e também o primeiro instrumento do processo da Criação. Portanto, o som traz em si o poder infinito, o sopro divino!

O Tantra percebe a Realidade Suprema como *Śiva* e *Śakti* eternamente unidos. Eles não se separam nunca e essa união primordial se chama *Bhairava* ou *Spanda* ("Consciência vibrante").

A primeira forma vibratória que apareceu foi o *AUM*, de que falaremos mais adiante (ver p. 133). O *AUM* garantiu o "palco", o "campo" para que a diversidade começasse a instalar aí seu cenário e ensaiasse sua dança. O *AUM* formou o espaço que conteria todo o resto. O *AUM* representa, de certo modo, a ponte entre a unidade da Consciência e a diversidade da Criação.

Artha sṛṣṭeh puram śabda sṛṣṭih

O Tantra afirma que a pulsação primordial, *ādya spanda*, precede a formação dos objetos. A visão tântrica propõe a seguinte ordem do desdobramento da Criação:

1. *Ākāśa bhūta* (o espaço ou éter) é criado por meio do som inicial que instalou o espectro eletromagnético.

   ⇒

2. *Vāyu bhūta* (o ar) é criado pelas oscilações de frequências vibratórias variadas.

   ⇒

3. *Agni bhūta* (o fogo) é criado pela fricção rotativa e aquecedora do ar no espaço.

   ⇒

4. *Jala bhūta* (a água) é criada pela coesão de moléculas que conservam sua mobilidade.

   ⇒

5. *Pṛthivī bhūta* (a Terra) é criada pela densificação de partículas que se aglomeram e se tornam compactas.

⇒

Vemos assim que o som – e seu potencial vibratório – está na origem da manifestação. Por isso, constitui o meio mais adequado e poderoso para percorrer o caminho inverso.

O SOM SAGRADO NO *BHAGAVAD-GĪTĀ* E NOS *UPANIṢADS*

Costumamos pensar que tudo vem da matéria, como a árvore que nasce da raiz mergulhada na terra. No entanto, uma ordem descendente da criação é igualmente descrita por *Kṛṣṇa* no *Bhagavad-Gītā* com a metáfora da árvore sagrada *banyan*:

> *Urdhvamūlam adhaḥ śākham aśvatthaṃ prāhuravyam,*
> *Candāṃsi yasya parṇāni yastaṃ veda sa vedavit.*
> — *Bhagavad-Gītā, 15.1*

Esses versos evocam a figueira sagrada eterna (*aśvatthaṃ*), cujas raízes estão no alto e cujos galhos se estendem para baixo, sendo suas folhas os hinos védicos. Aquele que conhece essa árvore conhece os Vedas.

A compreensão dessas linhas exige uma reflexão existencial. O *Bhagavad-Gītā* afirma que viemos do plano cósmico (as raízes que descem do alto), que nos apegamos à matéria, embora esta não seja nossa morada (os galhos que se estendem para baixo). O meio de nos libertarmos da ilusão material é a prática dos mantras e dos hinos védicos (as folhas, que têm o potencial de se desprender da árvore e voar para longe).

Os *Upaniṣads* descrevem esse mesmo encaminhamento, mas ascendente:

Eṣāṃ bhūtānāṃ pṛthivī rasaḥ pṛthivyā apo rasaḥ,
Apāmoṣadhayo rasa oṣadhīnāṃ puruṣo rasaḥ,
Puruṣasya vāgraso vāca ṛgrasa ṛcaḥ sāma rasaḥ sāmna
udgītha rasaḥ.
Chāndogya Upaniṣad, 1.1.2

"A terra é a essência de todas as coisas,
Animadas ou inanimadas;
A essência da terra é a água;
A essência da água é a planta;
A essência da planta é o ser humano;
A essência dos seres humanos é a palavra;
A essência da palavra é o Ṛig-Veda;
A essência do Ṛig-Veda é o Sāma-Veda;
A essência do Sāma-Veda é udgītha [som AUM]."

Essas belas descrições esboçam a ideia de que, em última análise, o som atravessa o Universo inteiro, não havendo nada a não ser as frequências vibratórias. As diversas manifestações da matéria (do físico tangível aos pensamentos, que são formas muito sutis da matéria) só se diferenciam pela densidade de suas *spandas* ou "pulsações".

Promovendo a harmonização das vibrações em nós e à nossa volta, adquirimos o poder de reorganizar todos os outros elementos mais grosseiros e mesmo de alcançar a liberdade da ilusão dessa mesma matéria.

Por isso, o mero fato de cantar e recitar os Vedas é considerado como a aplicação direta dos ensinamentos que eles contêm.

ALFABETO SÂNSCRITO, SÁBIOS E CENTROS ENERGÉTICOS

Em quê os mantras em sânscrito são diferentes dos outros métodos de trabalho sonoro?

A ciência oficial considera que o sânscrito foi instaurado pelos arianos, o que lhes permitiu controlar os rituais sagrados – elementos essenciais da sociedade védica. Malgrado as datações do sânscrito entre 1.500 e 500 a.C., relativamente às primeiras obras escritas, como o *Ṛig-Veda*, o ponto de vista tradicional é que essa língua é muito mais antiga. Por que falamos de uma língua "divina"? Por que sentimos um encantamento infinito e a vontade inexplicável de cantar em sânscrito ou mesmo, simplesmente, de ouvir suas sonoridades?

Por que atribuímos aos mantras o poder de transcender a famosa "mente de macaco" chamada *manas*?

Mananāt trāyate iti mantraḥ.
"Mantra é aquilo que conduz para além do mental."

O segredo do sânscrito reside no fato de que suas vibrações permanecem no próprio corpo humano. Quando nos deparamos com suas sonoridades, uma ressonância interior nos anima e nos direciona para a experiência direta.

O sânscrito se caracteriza pelos três termos seguintes:

— *Anādi:* "o que não tem começo";
— *Ananta:* "o que não tem fim";
— *Apauruṣeya:* "o que não é feito pela mão do homem".

Isso quer dizer que o sânscrito é uma eterna dança vibratória, a obra do Cosmos. Quando os humanos começam a utilizá-lo, o sânscrito se desvela a eles para nutri-los – tanto energética quanto espiritualmente, tanto pela vibração harmoniosa quanto pela sabedoria espiritual.

Mais concretamente, como se dá esse processo?

Os sábios despertos – chamados de *ṛṣis* – foram enviados a este mundo para desvendar os mistérios do Universo. Passando meses e anos em meditação, tiveram a experiência da sabedoria. Primeiro, essa experiência ocorria no plano visual – esta característica é importante. Antes de tudo, os *ṛṣis* viam a verdade. O próprio termo *ṛṣi* vem do verbo *dṛśyati* ("ver"); e seu outro nome é *mantradraṣṭas* ("os que veem o mantra"). Tais visões permitem experiências globais e dão acesso aos "quadros" inteiros dos segredos do Universo. Não se trata de uma descoberta por etapas, como ocorre no caso da ciência.

Uma vez percebido, o fenômeno – principalmente o sânscrito – é detectado no corpo do *ṛṣi*. A verdade do macrocosmo vibra em sua pequena réplica: o microcosmo do corpo do sábio. No caso do sânscrito, trata-se da experiência vibratória das 51 letras do alfabeto – das sonoridades chamadas *akṣaras* ou *mātṛkās*.

Akṣara significa "partícula indivisível", "inteiro"; e *mātṛkās* pode ser traduzido por "matriz" ou "mãe", "o que dá nascença". Esses dois nomes aludem ao aspecto inicial atribuído a essas vibrações cósmicas.

A magia fundamental do sânscrito repousa no fato de que essas 51 *akṣaras* ou *mātṛkās* foram sentidas pelos sábios precisamente nas "pétalas" dos *cakras* – os centros energéticos do corpo. A ciência do Tantra é que explica, em detalhe, o princípio da localização das *mātṛkās* e propõe técnicas elaboradas de trabalho com essas sonoridades.

Um dos sistemas de organização das *akṣaras* proposto pelo Tantra é o seguinte:

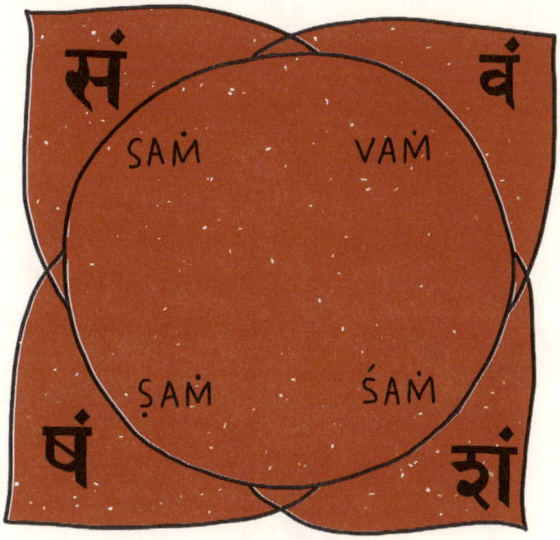

vaṁ, śaṁ, ṣaṁ, saṁ em *Mūlādhāra cakra*

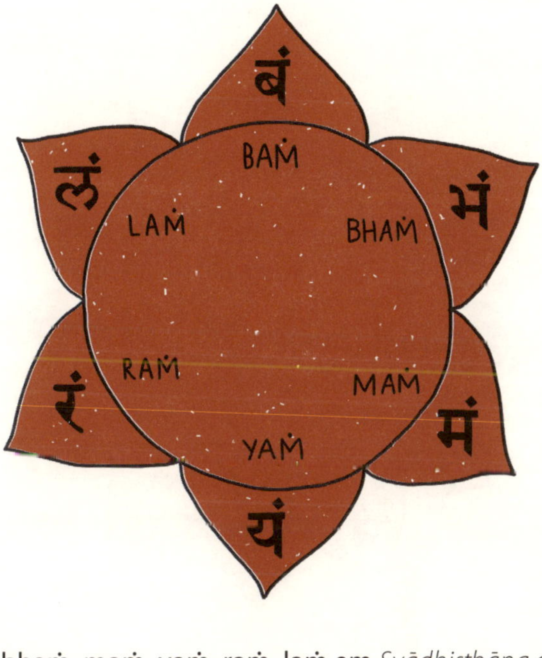

baṁ, bhaṁ, maṁ, yaṁ, raṁ, laṁ em *Svādhiṣṭhāna cakra*

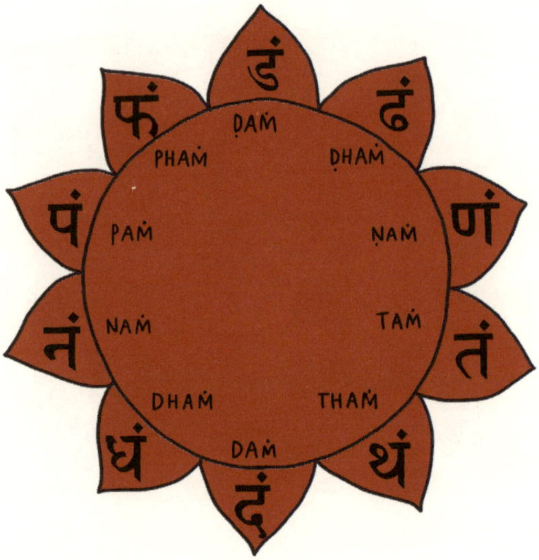

ḍaṁ, ḍhaṁ, ṇaṁ, taṁ, thaṁ, daṁ, dhaṁ, naṁ, paṁ, phaṁ
em *Maṇipūra cakra*

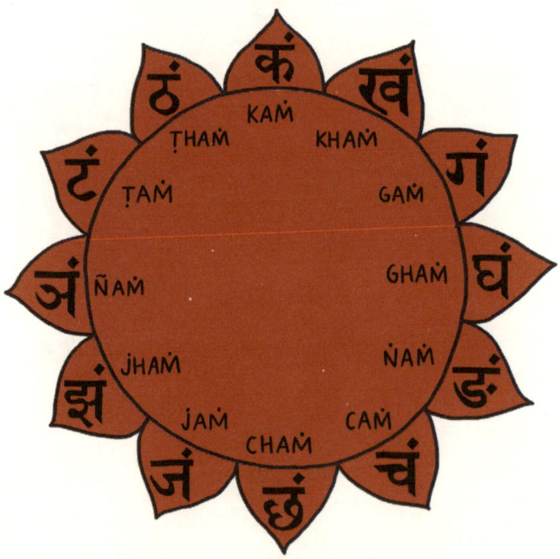

kaṁ, khaṁ, gaṁ, ghaṁ, ṅaṁ, caṁ, chaṁ, jaṁ, jhaṁ,
ñaṁ, ṭaṁ, ṭhaṁ em *Anāhata cakra*

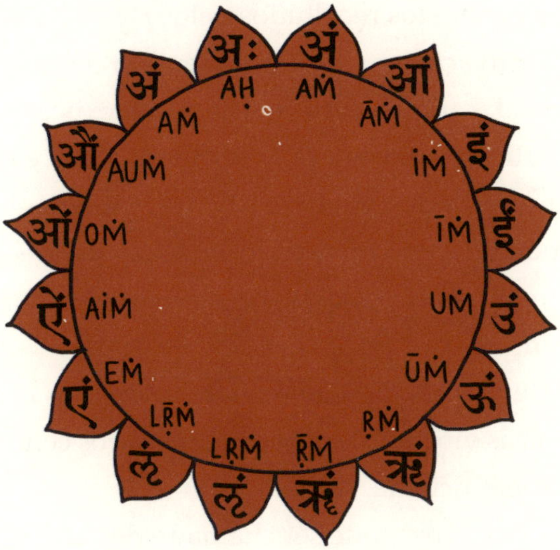

aṁ, āṁ, iṁ, īṁ, uṁ, ūṁ, ṛṁ, ṝṁ, ḷṁ, ḹṁ, eṁ, aiṁ, oṁ, auṁ, aṁ, aḥ
em *Viśuddha cakra*

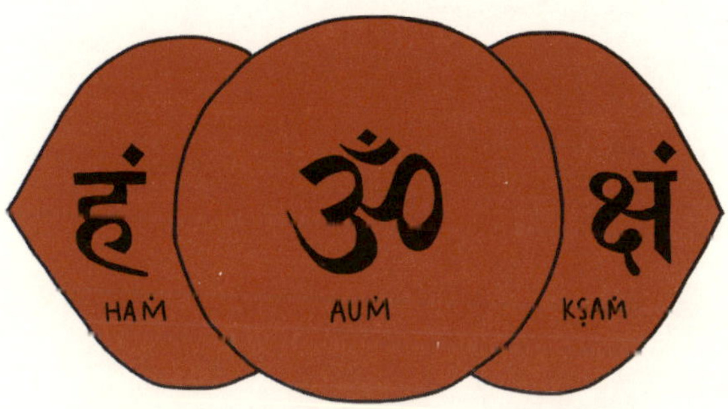

haṁ, ksaṁ em *Ājñā cakra*

Cantando regularmente o alfabeto sânscrito com muita concentração e uma pronúncia correta, podemos despertar a *Kuṇḍalinī śakti* – a energia cósmica que reside em cada ser. Isso se faz progressivamente.

Os mantras e os textos recolhidos pelos *ṛṣis* se baseiam sobretudo no princípio de ativação energética. O sentido do *Mantra yoga* não é apenas intelectual: cada mantra está unido à experiência vibratória sentida pelo praticante em seu próprio corpo físico e energético.

Por isso, a prática dos mantras não pode ser classificada apenas como um método de canto ou uma formulação de preces e intenções! A prática dos mantras ultrapassa – e ao mesmo tempo une – todas essas abordagens.

Compreendendo seu funcionamento, podemos chamar os mantras de "sequências vibratórias que dinamizam os centros energéticos por meio da experiência da Verdade".

É então que o mantra pode ser chamado de "aquilo que faz transcender o mental":

Mananāt trāyate iti mantraḥ

O QUE O MANTRA NÃO É

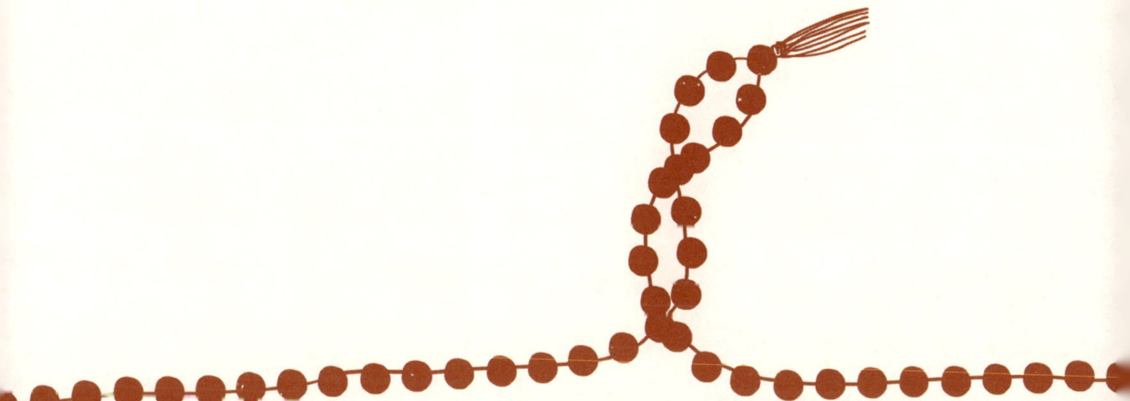

O MANTRA NÃO É UMA PRECE

Vimos que, por sua origem, os mantras não são preces. Nestas, o que prevalece é o sentido. Uma prece pode ser formulada com suas próprias palavras e ainda assim será eficaz, pois o que vale é a intenção. Essa frase "o que vale é a intenção" vem sendo muito usada nos círculos de yoga contemporâneos e é realmente verdadeira, visto que a intenção direcionada para o mental tem um enorme poder.

Entretanto, no caso dos mantras, não se considera apenas a intenção — que, de resto, nem sempre é necessária. Existem numerosos exemplos de pessoas que recitaram ou simplesmente ouviram mantras sem nenhuma intenção, mas mesmo assim passaram por grandes mudanças em sua vida e sua consciência.

Aqueles que nos transmitiram os mantras — os *ṛṣis*, os grandes sábios despertos — não pediam nada, não exigiam nada, não esperavam nada! Mesmo quando, em certos mantras, algum pedido é formulado (a famosa *intenção*), o funcionamento da magia mântrica não é o de uma prece (pelas razões já explicadas). Os sábios estabeleceram as sequências vibratórias que provocam o despertar de energias específicas. É a ativação desses campos energéticos que reorganizará a matéria de tal modo que nossa solicitação seja atendida.

BHAJAN/KĪRTAN/RĀGA

O respeito pela função energética — essencial para os mantras — nos leva a dizer também que a entonação dos mantras é muito diferente da entonação dos cantos devocionais ou do canto artístico.

Para começar, eis aqui algumas definições das formas que não se enquadram na ampla categoria dos mantras:

NOME SÂNSCRITO	SIGNIFICADO	CARACTERÍSTICAS
BHAJAN	Servir, adorar	Canto devocional *SOBRE* o divino, que valoriza histórias e sentimentos ligados a *iṣṭa-devatā*, divindade de predileção. Em geral, o texto e as melodias são mais elaborados ou mesmo complexos (comparados com *kirtan*). É cantado em modo "*leader-chœur*" (escutar-repetir).
KĪRTAN	Glorificar, cantar	Canto devocional dos nomes do Divino que são considerados como DIVINO/ELE/ELA-MESMO/A, a forma vibratória de *iṣṭa-devatā*. Em geral, o texto e as melodias são muito fáceis de seguir e memorizar. A estrutura se baseia na repetição. É cantado no modo "*leader-chœur*" (escutar-repetir).
RĀGA	Deleite, arranjo preciso das notas	Música ou canto indiano "clássico" (*carnático* ou *hindustâni*). Esse canto (ou música) pode ser devocional ou leigo. Cada *Rāga* se baseia numa seleção precisa de notas a fim de criar uma cor emocional, *rasa*, bem especial quando do canto ou da audição.

O MANTRA NÃO É UMA CANÇÃO

Vejamos agora, com mais precisão, em quê a prática dos mantras difere da prática dos cantos devocionais. Se você ler atentamente o quadro acima, notará que as características de uma categoria são quase opostas às de outra. No mundo yogi ocidental, costumamos com muita frequência confundi-las. Essa distinção, porém, é muito importante não apenas para a preservação da tradição autêntica, mas sobretudo pela possibilidade de recolher os frutos apropriados de cada uma dessas práticas.

Se misturarmos a entrada, o prato principal e a sobremesa em um único prato, teremos talvez uma refeição que matará nossa fome, mas não conseguiremos digeri-la corretamente para nutrir nossos tecidos e células nem poderemos apreciar o sabor de cada alimento.

PRÁTICA 1	PRÁTICA 2	PRÁTICA 3
Kīrtan e *Bhajan*	Recitação de mantras e textos longos em sânscrito	Meditação mantra *japa* e repetição mântrica (ver p. 84)
Com música e melodias	Sem música ou apenas com bordão de tampura	Em silêncio
Expressão para o exterior, para a divindade (para a encarnação de valores)	Impressão (contemplação do efeito da vibração)	Concentração em uma coisa
Emoção/emoções	Concentração na complexidade e no rigor do canto	Concentração na repetição
Movimentos, palmas, dança	Sentar-se imóvel (salvo os movimentos específicos dos braços, ensinados tradicionalmente aos *brāhmaṇes* para a memorização de textos)	Sentar-se imóvel (salvo os movimentos dos dedos durante a utilização do *japa mālās*/rosário (ver pp. 88 e 120)
Improvisação, criatividade	Regras específicas de pronúncia, importância da transmissão sem distorção	Regras específicas de pronuncia, importância da transmissão sem distorção

DIFERENÇAS ENTRE NĀDA YOGA, BHAKTI YOGA E MANTRA YOGA

Há com frequência confusões e sobreposições na nossa compreensão dos métodos que utilizam o som sagrado no *Sanātana Dharma*. Vejamos as diferenças entre essas quatro grandes categorias:

MANTRA YOGA	Recitação de mantras com repetição
LAYA YOGA	Meditação, dissolução
HAṬHA YOGA	Aplicação de força nas técnicas respiratórias e energéticas com o objetivo de escuta do som interior, *nāda*
RĀJA YOGA	Os três métodos anteriores preparam e propiciam "o yoga régio", a concentração perfeita do mental e a entrada em *samādhi*, a absorção

Uma divisão diferente aparece pela primeira vez em *Amaraugha-prabodha*, o texto do *Kaula Śaiva Tantra*, escrito por volta do século XII por *Gorakśanāth*.

Enquanto hoje, no Ocidente, o *Nāda Yoga* é, na maior parte dos casos, associado à utilização de instrumentos musicais ou da voz para a emissão do som audível, inicialmente era a sequência da harmonização do *prāṇa* (força vital) no corpo energético que permitia ao yogue ouvir os sons no interior, sem que outros os ouvissem.

Já o *Bhakti yoga* é muitas vezes interpretado como mero canto devocional. Mas, se compulsarmos os textos fundamentais de *bhakti* — como *Nārada Bhakti Sūtras, Śrīmad Bhāgavatam* ou *Śrī Caitanya Caritāmṛta* —, trata-se antes de tudo do serviço devocional: transformar cada ação comum em uma oferenda ao Divino. Sem dúvida, *bhajans* e *kīrtans* são meios poderosos para exprimir devoção, mas um verdadeiro *bhakta* não limita sua devoção ao canto. Um verdadeiro *bhakta* deixa que ela permeie seu coração e cultiva-a a todo instante.

O *Mantra yoga* consiste em uma recitação bastante codificada (e não em um canto melodioso); e, sobretudo na transmissão de mantras quando de iniciações muito específicas, é o método tântrico por excelência. A própria visão do Tantra repousa no conceito de Consciência vibrante, *Spanda* ou *Śiva* unido a *Śakti*. O canto védico se inclui, pelo sentido da prática, nessa categoria, mas o termo *Mantra yoga* só aparece no contexto tântrico.

METROS VÉDICOS

"Assim como os homens ficam de pé sobre as pernas, o Veda Puruṣa (o Ser de Veda) se sustenta sobre os *chandas*, metros do canto védico", afirma o grande sanscritista contemporâneo *Śri Candrasekharendra Saraswatī*.

Entre os textos anexos aos Vedas, existem 6 *Vedāṅgas* ("os membros que sustentam"). São considerados *smṛtis* ("conclusões", "reflexões") e fornecem esclarecimentos técnicos no domínio das ciências aplicadas:

— *Śikṣā*: fonética e fonologia
— *Chandas*: prosódia e métrica
— *Vyākaraṇa*: gramática
— *Nirukta*: etimologia
— *Jyotiṣa*: astrologia e astronomia
— *Kalpa*: regras dos rituais

O sistema de *chandas* é, portanto, uma ciência abrangente e indispensável, que devemos levar em conta para a prática dos mantras (são aqueles em forma de texto ou maiores que uma linha: *pāda*).

O termo *ṛk*, à parte, determina as estrofes de quatro versos, usadas com mais frequência nos mantras de glorificação. Nessa continuidade, *pāda* significa ¼ de *ṛk*, ou seja, um verso curto.

Os *chandas* são os modos de organização das sílabas, com comprimentos e entonações diferentes.

As definições dos *chandas* se dão em função do número de sílabas e versos.

Estes são os *chandas* védicos maiores:

CHANDA VÉDICO	FÓRMULA DO CHANDA
GĀYATRĪ	24 sílabas em 3 *pādas* (8 sílabas por verso)
UṢṆIH	28 sílabas em 4 *pādas* (7 sílabas por verso)
ANUṢṬUBH	32 sílabas em 4 *pādas* (8 sílabas por verso)
BṚHATĪ	36 sílabas em 4 *pādas* (9 sílabas por verso)
PANKTI	40 sílabas em 4 *pādas* (10 sílabas por verso) ou 40 sílabas em 5 *pādas* (8 sílabas por verso)
TRIṢṬUBH	44 sílabas em 4 *pādas* (11 sílabas por verso)
JAGATĪ	48 sílabas em 4 *pādas* (12 sílabas por verso)

Vemos que o primeiro metro é *Gāyatrī*, que no Ocidente identificamos como mantra. Na verdade, é um metro, considerado a Mãe de todos os metros.

O mantra *Savitṛ Gāyatrī*, de que falaremos mais adiante (ver p. 183), é considerado como *Vedāmāta*, a Mãe dos quatro Vedas. Esse metro preciso, *Gāyatrī Chanda*, está associado ao brilho e à luz irradiante. Ele assegura a manifestação desse brilho a quem recita os mantras em *Gāyatrī Chanda* regularmente. Daremos vários exemplos desses mantras na Lista de Mantras.

É, pois, importante respeitar os metros dos mantras e outros textos (ver p. 51) que recitamos, já que sem eles o efeito energético dos mantras desaparece ou fica muito enfraquecido.

Entre esses metros mais importantes, o mais frequentemente usado é, sem dúvida, o *Anuṣṭubh*. A maioria dos versos dos *purāṇas* foi composta nesse formato.

Além das codificações métricas, existem 6 outros parâmetros que devem ser considerados durante o canto dos mantras:

VARṆA	letras
ṢVARA	entonações
MĀTRĀ	comprimento das articulações
BALA	força das articulações
SAMĀ	coerência
SANṬĀNA	continuidade

CLASSIFICAÇÃO E TIPOLOGIA DOS MANTRAS

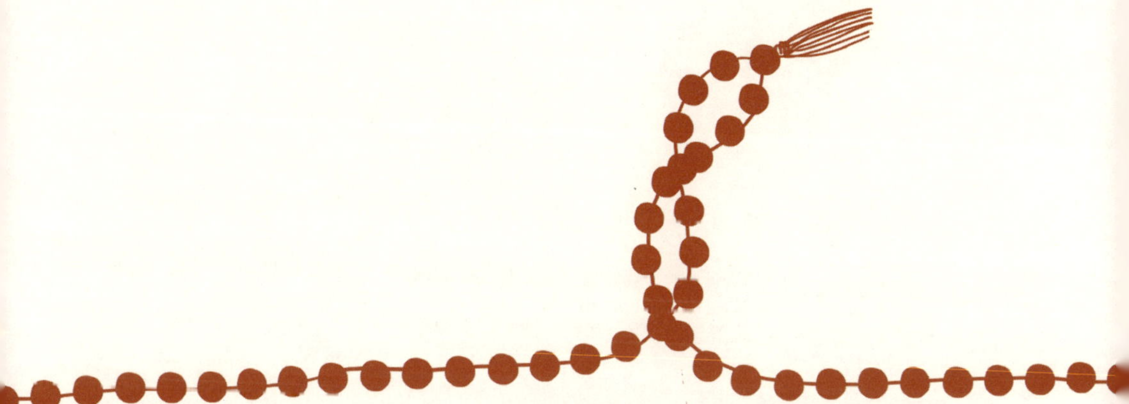

Hoje, tanto no Ocidente quanto na Índia, há uma tendência crescente de atribuir o *status* de mantra a qualquer frase em sânscrito, embora nem sempre esse seja o caso. Às vezes, vamos ainda mais longe na confusão, dizendo que inventamos nossos próprios mantras, quando estamos nos referindo, na verdade, a uma simples afirmação ou *saṅkalpa*.

Vimos que os mantras são sequências vibratórias muito precisas e que sua eficácia está condicionada à exatidão de sua reprodução sonora.

Conforme já explicamos (ver p. 49), qualquer coisa que seja cantada com acompanhamento musical (violão, acordeão, tambor etc.) como "canção" não constitui uma prática mântrica.

Porém, nem sempre frases em sânscrito recitadas sem música são mantras. Diversas formas de expressão em sânscrito têm sonoridades variadas. Vejamos agora suas diferenças e funções, para não confundir essas categorias.

ORIGEM DOS MANTRAS

MANTRAS VÉDICOS	MANTRAS TÂNTRICOS
Originários dos 4 Vedas (*Śrutis*) e suas 4 partes: — *Saṁhitās* (coletâneas de mantras) — *Brāhmaṇas* (livros de rituais) — *Āranyakas* (tratados florestais) — *Upaniṣads* (resumos de sabedorias)	Originários dos múltiplos textos do *Tantra:* *Āgāmas*: mantras usados na astrologia védica e na medicina ayurvédica

TRANSMISSÃO DOS MANTRAS

MANTRA DĪKṢĀ	MANTRAS UPĀYA	MANTRAS SAMANYA
Mantra de iniciação única, dado pelo mestre, realizado por toda a vida. Serve de pilar principal para o caminho espiritual.	Mantras medicinais, dados por um especialista (astrólogo, médico ayurveda, yogue), com a meta de retificação de desequilíbrios energéticos ou situações *kármicas*.	Mantras que se tornaram muito comuns, que podem ser cantados sem iniciação. No entanto, alguns mantras dessa categoria podem ser dados em *dīkṣā* ou *upāya*.

FUNÇÕES DOS MANTRAS

MANTRA PRAṆAVA	Mantra que encerra o *prāṇa*, a essência da vida, em última análise o *AUM/Oṃkāra*.
MANTRAS SAMĀDHI	Mantras que são instrumentos de progresso no caminho espiritual rumo à realização do Si Mesmo.
MANTRAS ŚĀNTĀKĀRAṀ	Mantras que harmonizam relações, que trazem bem-estar e paz ao ambiente.
MANTRAS ĀROGYA	Mantras que amenizam os problemas de saúde e purificam os cinco elementos que compõem o corpo.
MANTRAS VAŚIKĀRAṀ	Mantras que permitem realizar desejos e controlar os outros.
MANTRAS STAMBAHAN	Mantras que detêm os indivíduos na realização de atos ou rituais. Servem também para neutralizar o mau-olhado ou as ações maléficas realizadas contra alguém.
MANTRAS UCHATAṀ	Mantras que permitem a um indivíduo voltar ao caminho certo, regressar a casa, retomar os bons valores, controlar vícios como álcool, drogas, fumo, açúcar, jogos de azar.
MANTRAS VIDVEṢAṆA	Mantras que semeiam a discórdia entre pessoas e perturbam os relacionamentos.
MANTRAS MARAṆAṀ	Mantras que dão o poder de matar quando se está longe da vítima.

COMPRIMENTO DOS MANTRAS

MANTRAS BĪJA OU ŚAKTI	Mantras conhecidos como "sementes", com uma única sílaba. Podem ser védicos ou tântricos.
MANTRAS MŪLA	Mantras-raízes de divindades (arquétipos).
NĀMĀVALI	Nomes e termos descritivos das qualidades das divindades (arquétipos).
SŪKTA	Hino védico, um texto relativamente longo, composto de inúmeros mantras. Sempre elaborado considerando-se os metros do canto védico.
AṢTOTTARA ŚATA NĀMĀVALI	108 mantras consecutivos que descrevem as qualidades de uma determinada divindade (arquétipo).
SAHASRANĀMA	1.000 mantras consecutivos que descrevem as qualidades de uma determinada divindade (arquétipo).

GÊNERO DOS MANTRAS

MANTRAS DO GÊNERO MASCULINO/ SOLARES	Terminam com *hum* *phat*	Ajudam a derrotar inimigos exteriores e interiores.
MANTRAS DO GÊNERO FEMININO/ LUNARES	Terminam com *tham* *svaḥ*	Fornecem energia e aliviam doenças.
MANTRAS DO GÊNERO NEUTRO	Terminam com *namaḥ*	Permitem receber bênçãos e realizar desejos e intenções.

COMPOSIÇÕES EM SÂNSCRITO QUE NÃO SÃO CONSIDERADAS MANTRAS

SŪTRA	Uma frase extremamente sintética, um aforismo, um resumo de pensamento de sabedoria. O que conta, antes de tudo, é o sentido. Os *sutras* não adotam os metros do canto védico.
BHĀṢYA	Comentário, explicação, explicitação (muito raramente usada para a recitação).
ŚḶOKA	Textos, versículos ou estrofes oriundas de *smṛtis* (textos posteriores aos Vedas). O que não é mantra pode ser chamado de *śloka*, pois esse é um termo genérico.
PRĀRTHAṆA	Preces ou invocações que podem ter formas muito variadas.
STOTRAM	Texto poético em sânscrito para glorificar uma energia ou um arquétipo. Pode ser védico, tântrico, purânico ou extraído de textos posteriores. Forma mais popular que a *sūkta*.
AṢṬAKAM	Texto poético que invoca uma divindade (arquétipo), com 8 estrofes.
CĀḶĪSA	Texto poético que invoca uma divindade (arquétipo), com 40 estrofes.
ŚĀSTRA	Textos sagrados, espirituais ou científicos juntos (védicos ou não, ritmados ou não).

FUNCIONAMENTO
DOS MANTRAS

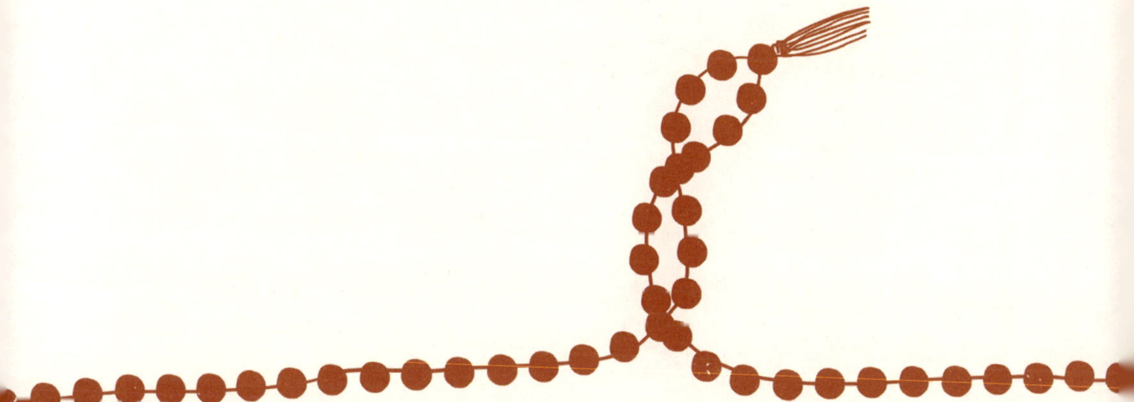

Para entender como os mantras e o som sagrado atuam sobre nós, de um modo geral, é importante primeiro examinar nossa anatomia sutil e analisar como o ser humano funciona, bem como do que somos compostos.

Estamos habituados a nos identificar:

— com nosso corpo e suas características: sou alto / magro / musculoso ou tenho o olhar brilhante / a barba ruiva / o andar desajeitado etc.;
— com nosso mental: sou preguiçoso / brilhante / acolhedor / aventureiro / colérico / generoso etc.;
— com nossa condição social: sou cantor / yogue / mãe / médico / vegano / estudante / comerciante / blogueiro / aposentado...

Mas a sabedoria da percepção yogi insiste no fato de todas essas identificações serem dadas em camadas que recobrem a essência da alma, que somos realmente como as folhas que envolvem o coração da alcachofra.

5 *KOŚAS*

Taittirīya Upaniṣad narra a história do jovem *Bhṛgu*, que, enviado por seu pai à floresta, vai descobrindo, um por um, os diferentes corpos constituintes do ser humano em sua integridade: os *pañca kośas*.

Pañca, em sânscrito, quer dizer "cinco"; e *kośa*, "estojo", "envoltório", "revestimento" ou "corpo".

A palavra *māyā*, associada a cada um desses nomes, significa, em sânscrito, "ilusão", mas pode aqui ser traduzida talvez por "material de construção" ou simplesmente "feito de".

NOME DO CORPO EM SÂNSCRITO	NOME DO CORPO EM PORTUGUÊS	CORPO FEITO DE...	CORPO QUE SE BLOQUEIA
ANNAMAYĀ KOŚA	Corpo físico, corpo da nutrição (*anna*), matéria orgânica	5 elementos: Terra, Água, Fogo, Ar, Éter	pela estagnação, pelas disfunções e danos aos tecidos, pelas toxinas da digestão e pelas intoxicações
PRĀṆAMAYĀ KOŚA	Corpo energético ou prânico	milhares de *nāḍīs*, transporta os 5 *prāṇas*	pelo excesso ou ausência da circulação energética, que leva às usuras ou bloqueios de canais energéticos
MANOMAYĀ KOŚA	Corpo mental, o aparelho da percepção e interação sensorial	5 sentidos: olfato, paladar, visão, tato, audição	quando, devido à interação exclusiva com o mundo exterior, os desejos passam a controlar a razão, instalando-se a seguir o excesso de pensamentos e simulações sensoriais
VIJÑĀNAMAYĀ KOŚA	Corpo de discernimento, de intuição, de conhecimento justo	inteligência interior, independência dos fatores externos	pela ausência da prática de olhar para dentro: — *manana*: reflexão sobre as sabedorias existenciais — *dhāraṇā*: concentração — *dhyāna*: meditação
ĀNANDAMAYĀ KOŚA	Corpo da felicidade e da beleza	a essência espiritual, luz refletida da alma	pela identificação excessiva com o ego (com a personagem temporária encarnada atual)

AÇÃO DO SOM SAGRADO SOBRE OS 5 KOŚAS

A interação dos *kośas* é natural; eles dificilmente são separáveis um dos outros. Os *kośas* se influenciam espontaneamente: a respiração age sobre as emoções; o discernimento, sobre o peso do corpo e a aparência física; os exercícios físicos, sobre a circulação energética e o humor etc. A purificação de qualquer um dos *kośas* é benéfica para o bem-estar dos outros. A correção dos processos em um ponto beneficia todo o sistema.

O trabalho mântrico é extremamente eficaz para fazer com que todas as camadas da essência do *ātman* "decolem", sejam vistas com clareza e cuidadas, havendo no mínimo identificação com elas.

NOME DOS KOŚAŚ	AÇÃO DOS MANTRAS
ANNAMAYĀ KOŚA	O som que ressoa durante a recitação dos mantras cria uma reverberação interior nos órgãos, tecidos e células, particularmente na zona do peito, no ventre, no cérebro, no pescoço e em toda a coluna vertebral. Essas "agitações" são terapêuticas para o corpo físico por conta da movimentação da água das células. Diferentemente dos outros tipos de cantos, os ritmos específicos e a repetição prolongada estabelecem uma espécie de balanço e levam tanto as células quanto os tecidos a uma homeostase natural ou mesmo à reestruturação molecular harmoniosa.
PRĀṆAMAYĀ KOŚA	O alinhamento do canto e da recitação de mantras, com a respiração e a força aplicada à emissão do som: — *mahā prāṇa*: grande energia, — *alpa prāṇa*: pequena energia, Condicionará o despertar ou a atenuação da circulação energética. Algumas sonoridades (consoantes ou vogais) também ativarão as energias relativas aos *cakras*. A repetição cíclica permite trabalhar em profundidade e despertar a energia, sem excitá-la demais. A fim de otimizar o efeito energético, é preciso que a pessoa permaneça sentada e imóvel, com as pernas cruzadas e a coluna vertebral reta.

NOME DOS KOŚAS	AÇÃO DOS MANTRAS
MANOMAYĀ KOŚA	No nível mental, os mantras afastam nossa atenção dos pensamentos cotidianos, impondo-lhes a concentração na pronúncia e no sentido. Após repetições prolongadas, os mantras se fixam na memória e até substituem parte dos pensamentos. Durante e após a prática, os mantras criam uma espécie de escudo de dupla face capaz de nos proteger: — de ideias vindas do interior: invejas, excitações exageradas ou pensamentos depressivos e destrutivos; — de mensagens vindas do exterior: anúncios publicitários inúteis, emoções pouco apropriadas ao nosso estado do momento vindas das mídias.
VIJÑĀNAMAYĀ KOŚA	Os mantras nos afetam quando não entendemos o que estamos recitando. No entanto, quando nossa *saṅkalpa* ou intenção se junta sinceramente ao sentido das fórmulas cantadas, isso como que dá uma ordem ao inconsciente para levá-lo em conta e se voltar para novos tipos de ação. A recitação com consciência do sentido permite reformatar as convicções limitadoras tantas vezes instaladas na infância de maneira inconsciente.
ĀNANDAMAYĀ KOŚA	Alcançado um nível de harmonização dos *kośas* precedentes, o estado no qual sentimos que o canto do mantra se faz "por meio de nós" e não "por nós" permite que deixemos de nos identificar com o ego e nos sintamos unidos à imensidade que vai além do indivíduo. Esse estado de harmonia vibratória com os outros (para as práticas coletivas) ou com a natureza à nossa volta amplia nossa percepção do Si Mesmo e pode se estender ao infinito, até o Yoga Supremo.

ŚAKTI KUṆḌALINĪ

Por trás de toda atividade ocorrida no mundo manifestado, está a força inicial que os yogues chamam de *śakti*. É graças à presença de *śakti* que os raios do sol iluminam tudo à sua volta, que os planetas giram em suas órbitas cósmicas executando uma dança medida e harmoniosa, que a força da gravidade mantém os objetos no lugar, que os pensamentos nascem e se dissolvem, que os pássaros cantam ao amanhecer e que os elétrons se agitam nos átomos.

Quando, no corpo humano, essa força libera todo o seu potencial, o Tantra dá a esse fenômeno o nome de "despertar da *kuṇḍalinī*" (considerem-se as crenças segundo as quais a *kuṇḍalinī* pode ser despertada por meio de técnicas de hiperventilação).

O Tantra tradicional fala de *kuṇḍalinī* ascendente e descendente, devendo os dois rios energéticos se encontrar no canal *Suṣumṇā* para que se obtenha um despertar integral. As crenças no método *up & out* — pelo qual a *kuṇḍalinī* deve unicamente subir e ir para "o alto" — são parciais.

O despertar energético integral mais eficaz, harmonioso e progressivo para o ser humano passa sem dúvida pelo trabalho sonoro. O Tantra tradicional considera o som do mantra como a chave capaz de abrir o mecanismo complexo da máquina que é o *yantra* individual — literalmente, "veículo", "máquina", "instrumento". O mantra entra no *yantra* como a chave entra na fechadura e abre o potencial infinito da Consciência vibratória.

Advertência importante: não encaremos a *kuṇḍalinī* como um objetivo a curto prazo. O excesso de energia em um sistema não preparado para a quantidade supranatural pode obliterar os canais energéticos. Muitos praticantes, no século XX, testemunharam isso. Mesmo um simples microdespertar da energia pode gerar problema se esbarrar com um bloqueio energético, especialmente em uma pessoa que vive na cidade, em meio a uma vibração muito distante da harmonia natural que pode curar e acalmar.

Em essência, o trabalho da purificação é que conta no passo a passo do *Mantra yoga*. É inútil, quando não perigoso, multiplicar uma energia ainda não purificada. E a purificação se opera mais pela regularidade do trabalho mântrico do que pelas grandes quantidades.

3 ŚAKTIS: JÑĀNA, ICHĀ, KRIYĀ

Independentemente do estado da *kuṇḍalinī,* as três forças agem constantemente em nós e à nossa volta, no microcosmo e no macrocosmo. O trabalho com os mantras purifica e fortalece essas três irmãs que, em seguida, contatam a "rainha" *Ādi Paraśakti.*

NOME EM SÂNSCRITO	NOME EM PORTUGUÊS	AÇÕES
JÑĀNA ŚAKTI	Potencial intelectual	1. Capacidade de absorver experiências e guardá-las na memória, analisar informações racionais ou intuitivas e escolher as mensagens de orientação benéficas a cada situação específica. 2. Capacidade de autoconsciência e de ações conscientes (não automáticas ou reativas). 3. Capacidade de clarividência e clariaudiência.
ICHĀ ŚAKTI	Potencial da motivação e do desejo	1. A força da vontade aumenta com o aumento da concentração. 2. Quanto mais a diversidade dos desejos é controlada (força que dispersa a energia), mais a vontade aumenta e vice-versa. 3. Quando a *Ichā śakti* é forte, provoca a capacidade de comunicar entusiasmo ou "iluminar" os outros.
KRIYĀ ŚAKTI	Potencial de ação	1. Capacidade de ação física concreta (deslocar-se, fazer esforços físicos). 2. Capacidade de ação criativa ligada às artes e à imaginação, à construção, à inovação, à reforma. 3. Capacidade de cura e reparação em todos os níveis.

Quem quer que pratique mantras é responsável por observar regularmente em si mesmo essas três forças essenciais, e pô-las em equilíbrio e no estado *sáttvico* (ver p. 78).

4 NÍVEIS DE EXPRESSÃO DO SOM

A expressão oral é extremamente importante nas práticas espirituais e nos métodos de cura védica. Em sânscrito, o termo *vāk* significa "palavra". A ciência metafísica dos Vedas fala dos quatro níveis da palavra, ou antes, da expressão, e esse sistema se chama *Catvāri vāk.*

Com mais frequência, tomamos consciência somente da primeira etapa, a forma mais grosseira, a onda sonora perceptível emitida em nosso cotidiano. Os três primeiros níveis estão ligados aos três já vistos aqui e o último é o som supremo, imperceptível, indescritível e mais poderoso.

NOME EM SÂNSCRITO	NOME EM PORTUGUÊS	CARACTERÍSTICAS	EM CONEXÃO COM ŚAKTI	USO
VAIKHARĪ VĀK	Palavra audível expressa	A onda sonora esférica, criada por um objeto vibrante (corpo humano ou animal), se prolonga em um meio fluido compressível, que permite a oscilação e o acordo.	Ligado à *Kriyā śakti*, leva à ação: cria uma reação física, verbal ou emocional a uma frase, aviso, texto ou canção.	Interações sociais, expressão artística, terapia por "massagem" corporal por meio da ressonância sonora.

NOME EM SÂNSCRITO	NOME EM PORTUGUÊS	CARACTERÍSTICAS	EM CONEXÃO COM ŚAKTI	USO
MADHYAMĀ VĀK	Palavra mental (literalmente, "intermediário"). Pensamentos ou frases ouvidas no mental.	Sucede às vezes reproduzirmos vozes e entonações dos outros ou ouvirmos mentalmente nossa própria voz e nossas próprias frases pronunciadas de modo diferente.	Ligado à *Jñāna śakti*, com mais frequência à memória, é raro ouvir alguma coisa mentalmente sem já tê-la ouvido no nível grosseiro.	Transformação consciente dos *saṁskāras* ("impressões"), redefinição dos objetivos e princípios de vida graças às afirmações.
PAŚYANTĪ VĀK	Palavra sob a forma de uma imagem, de uma visão ou de um quadro global.	Se os outros sons duram no espaço (pois a onda viaja), trata-se aqui de uma imagem vibrante, portadora de informações. Sua frequência é produzida e percebida globalmente.	Ligado à *Ichā śaktī*, as visões estão ligadas aos desejos e à vontade. Os sábios utilizam a vontade de desenvolver a concentração perfeita para ver os desejos e por isso são chamados de *ṛṣis* ("ver", em sânscrito).	Enquanto passamos tempo com os outros, trocamos desejos no nível sutil. Isso pode ser muito perigoso ou muito benéfico.
PARĀ VĀK	Palavra transcendente	Neste nível, não existe diferença entre o nome do objeto e o objeto ou fenômeno em si (o cerne do princípio do *Mantra yoga*). Os nomes, no nível de *parā vāk*, encerram todas as qualidades de que "falam".		

O *Ṛig-Veda* faz o seguinte comentário a propósito do emprego desses níveis de expressão:

Catvāri vāk parimitā padāni tāni vidurbrāhmaṇā ye manīṣiṇaḥ,
Ghuhā trīṇi nihitā neṅghayanti turīyaṃ vāco manuṣyā vadanti.
(Ṛig-Veda, 1.164.45)
"Entre os quatro tipos de palavra, o homem comum conhece e usa apenas o que apresenta forma distinta, mas os sábios conhecem e usam igualmente as outras três formas."

Mais precisamente, isso quer dizer que, embora esses outros níveis de expressão existam em todos e funcionem para todos, o ser humano comum orienta conscientemente a maior parte de sua energia para a produção da palavra audível. Somente os sábios não ignoram que estão munidos de meios de comunicação mais sutis e os utilizam conscientemente — o que exige um grande esforço. Eis o motivo pelo qual, em todos os métodos e tradições espirituais, as práticas do silêncio são fortemente recomendadas.

O USO
DOS MANTRAS

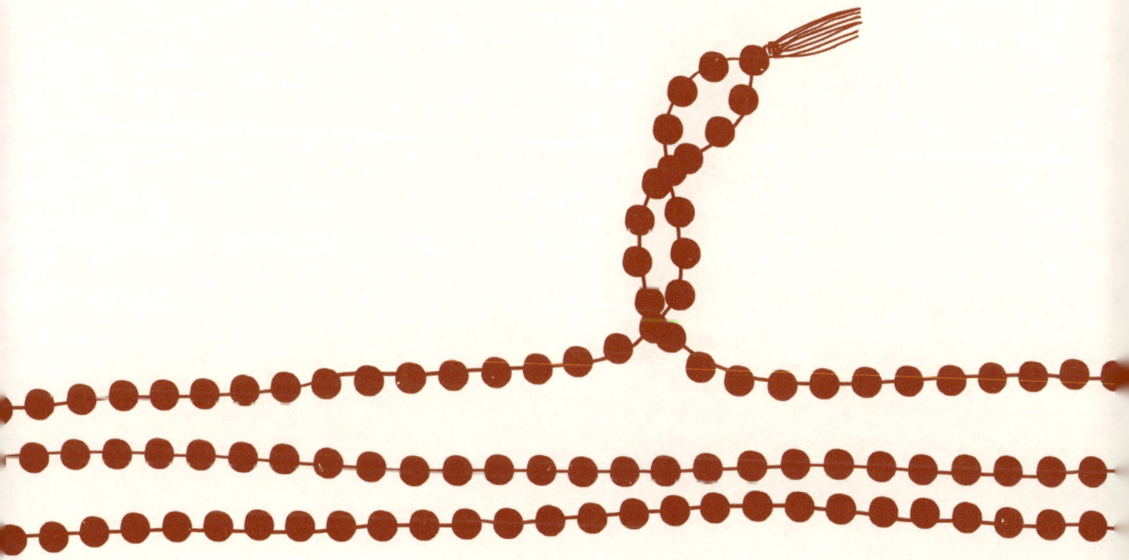

VOCAÇÃO ESPIRITUAL DOS MANTRAS

A abordagem da meditação tradicional yogue é um pouco diferente do interesse que o homem moderno nutre por essa prática "antiestresse". Enquanto o curso e as etapas de meditação no Ocidente atual valorizam os benefícios dessa prática para nossa eficiência no cotidiano, o yogue procura a libertação última e a consciência do Infinito!

Encontramos exatamente a mesma coisa na prática dos mantras.

Podemos cantá-los para melhorar um ou outro setor de nossa vida; e essa prática será sem dúvida muito eficaz, sobretudo se nos envolvermos na prática com sinceridade. Mas não nos esqueçamos jamais de que o objetivo do *Mantra yoga* é o famoso mergulho no vasto oceano do silêncio interior, que nos conecta com a Fonte da existência. Com anos de prática regular e graças à atitude de desprendimento do resultado, as frequências vibratórias harmoniosas eliminam pouco a pouco as perturbações que nos separam da Consciência Suprema.

Assim como um corpo com músculos regularmente alongados é capaz de abrir um espacate a qualquer momento, o yogue que canta os mantras diariamente pode, quando quer, entrar em ressonância harmoniosa com a Natureza, com os seres à sua volta e com a Criação inteira; e não mais sentir limitações que determinem sua personalidade, mas unir-se ao mundo por meio da vibração, deixando-a correr por seu coração. Tornar-se uma flauta nas mãos do Divino é o objetivo de um yogue cultor dos mantras!

MANTRAS E KARMA

Além disso, a prática dos mantras é provavelmente o instrumento mais eficaz de retificação do karma. A mudança da vibração global de nosso ser, que se opera com o canto, começa a esvaziar o celeiro atulhado com os frutos de nossas ações positivas e negativas, ali guardados durante muitas vidas.

Por meio da prática correta dos mantras, podemos começar a reestruturar nossos *saṁskāras* e *vāsanās* (os automatismos do comportamento) alterando os karmas estabelecidos inconscientemente e, assim, iniciar de algum modo a "cura" de nosso destino.

Com a ajuda das vibrações sagradas, podemos nos elevar a fim de vencer as limitações recebidas ou desenvolvidas desde a infância para conquistar nosso potencial profundo e nossos talentos não revelados.

Temos a possibilidade de modificar nosso karma e depositar em nossa conta o "dinheiro kármico" ganho com ações favoráveis, a que damos o nome de *puṇya*. Não apenas obtemos a retificação de nosso karma pessoal como, recorrendo às práticas mântricas em benefício dos outros (parentes, ancestrais, pessoas em dificuldade ou mesmo a humanidade inteira), ficamos capacitados a ajudá-los a haurir energias para sua evolução pessoal e espiritual!

Vale então a pena lembrar que, na prática dos mantras, existem dois caminhos, dois ramos, duas abordagens globais:

1. O avanço rumo à libertação, o encaminhamento espiritual que recebe o nome de *Mantra yoga*.
2. O princípio de retificação ou de terapia (quer se trate da saúde ou do destino). A designação mais apropriada para essa via seria *mantra upāya* (*upāya* significa "remédio").

Evitemos considerar que haja um caminho mais nobre que o outro e apenas retenhamos a diferença entre eles, pois, com frequência, um praticante dos mantras vai percorrer as duas pistas ao mesmo tempo.

4 OBJETIVOS DA VIDA

Quando falamos de karma, é importante lembrar o conceito védico de *Puruṣārtha*, ou seja, os quatro objetivos que condicionam todas as nossas ações desde o nascimento até o último suspiro.

DHARMA	A ordem justa, a vocação, aquilo sem o quê a harmonia é impossível
ARTHA	Os recursos de todo tipo
KĀMA	O bem-estar e os prazeres que surgem em virtude do *dharma*
MOKṢA	A libertação do mundo material, o sono, o desapego do cotidiano, a realização do princípio da Unidade

Os mantras podem nos ajudar a atingir todos estes objetivos:

DHARMA MANTRAS	Nos ajudam a descobrir nossa missão na vida e nossos talentos ocultos; oferecem uma visão correta do nosso caminho
ARTHA MANTRAS	Nos ajudam a atrair recursos para a expansão de nosso *dharma*: conhecimento, meios financeiros, bons relacionamentos
KĀMA MANTRAS	Nos ajudam a realizar nossos desejos associados ao conforto, aos prazeres dos sentidos, à alegria de viver
MOKṢA MANTRAS	Nos ajudam a evitar as tensões, a enfrentar as situações e, em última análise, a desenvolver o desapego firme inserindo-nos no paradigma "o material é perecível, o espiritual é eterno".

Somos, quase sempre, postos em movimento e nos entusiasmamos pela prática dos mantras quando impulsionados pelos desejos e a satisfação do *kāma*: a natureza humana foi feita assim. No entanto, é mais sensato, primeiro, clarificar nosso *dharma* e buscar recursos para um progresso harmonioso, o que por si só trará contentamento e alegria em nossa vida. Depois disso, a satisfação do *kāma* se tornará uma consequência natural.

Não duvidemos jamais do poder dos mantras! Eles nunca deixarão de dar frutos. Em contrapartida, precisamos ficar atentos às formulações de nossos objetivos e intenções a fim de não lamentar a obtenção daquilo que desejamos.

INTENÇÃO NA PRÁTICA

Como tudo neste universo material, os mantras podem ser divididos em três categorias correspondentes aos *guṇas*. A filosofia de *Sāṁkhya* descreve, em detalhe, as qualidades de cada *guṇa*, termo que traduzimos por "corda que liga a consciência à matéria".

SATTVA	A manutenção, a ordem, o amor, o equilíbrio, a pureza, a harmonia, o conhecimento, a beleza, a calma, a satisfação	Mantras sátvicos	Cantados para reforçar o caminho espiritual, a visão clara, desenvolver o raciocínio justo, o desprendimento, a compaixão e a humildade. Permitem satisfazer as necessidades materiais, desde que o praticante não cometa os excessos dos desejos.
RAJAS	A energia, a paixão, a força, o desejo, o apego ao resultado, a mudança, o movimento, a criatividade, o ego	Mantras rajásicos	Cantados para satisfazer os desejos excessivos, rivalizar com os adversários, adquirir bens materiais, ganhar prestígio e poder.

TAMAS	A inércia, o peso, a ignorância, o sono, a obscuridade, a frieza, o materialismo	Mantras tamásicos	Cantados para obter o controle sobre os outros, lançar um feitiço, hipnotizar e prejudicar o bem-estar dos seres vivos.

Procuremos cultivar uma intenção modesta e benevolente — o *saṅkalpa sáttvico* — enquanto preservamos a fé no poder dos mantras e em sua capacidade de nos levar aonde queremos.

Os mantras podem ser comparados aos veículos: transportam-nos para zonas diferentes, com diferentes velocidades e diferentes graus de conforto. Cabe ao motorista escolher o destino e prestar atenção aos possíveis desvios. Os mantras são capazes de atrair para nós toda espécie de coisas e experiências, mesmo que não precisemos delas.

Podemos retificar nosso karma com a ajuda dos mantras e aliviar nossa carga alimentando uma intenção benevolente em sua prática; do mesmo modo, é possível criar novos karmas prejudiciais caso estejamos armados de uma atitude *rajásica* ou *tamásica*.

TRANSMISSÃO

Hoje, nosso *guru* principal é a Internet, com suas múltiplas plataformas. E é verdade que as transmissões profissionais com mestres competentes, membros das instituições sérias na Índia, estão chegando cada vez mais ao mundo digital. O fato de ter uma gravação sempre ao seu alcance permite ao aprendiz recorrer a uma referência exata, uma base que o sustentará durante o mantra *sādhana* cotidiano.

Iniciações

O processo tradicional de transmissão de mantras se chama *mantropadeśa*. Serve tanto para o *Mantra yoga* quanto para o *Mantra upāya* (ver p. 76).

Idealmente, o aprendiz se apresenta para o *mantropadeśa* em jejum e após um banho. Também se aconselha um tempo de meditação antes do encontro com o mestre ou instrutor.

Durante o *mantropadeśa*, o mantra será pronunciado junto à orelha direita do aprendiz, por razões específicas de circulação energética nos *nāḍis*. Uma vez recebido o mantra, o aprendiz deve imediatamente recitá-lo durante algum tempo para uma integração em todos os níveis (mesmo que já conheça o texto do mantra). Nesse momento, é possível que algumas sensações desconhecidas se manifestem; mas deve-se apenas observá-las, sem interpretá-las nem julgá-las.

Durante o *mantropadeśa* coletivo, um certo tempo é consagrado à recitação do mantra no modo "líder-coração": o instrutor pronuncia um verso e o grupo em seguida repete — às vezes, a repetição pelo grupo é dupla. Ainda que o texto do mantra seja conhecido pelo grupo, essa alternância de escuta e repetição é crucial para a transmissão da energia. Esse método remonta à noite dos tempos: os milhares de horas dos Vedas foram transmitidos assim. O aprendiz ocidental, muitas vezes, se apressa a cantar o mantra assim que memoriza a pronúncia das frases, mas é importante encarar os mantras como seres vivos. É preciso algum tempo para se familiarizar com eles antes de "levá-los para casa".

Todo *mantropadeśa* se faz, tradicionalmente, à luz de uma chama (vela ou lâmpada de óleo), que purifica ao mesmo tempo o local e o processo da transmissão, permitindo ancorar a vibração em todos os corpos e estruturas do aprendiz.

Durante o *mantropadeśa*, o transmissor estabelece mentalmente um *saṅkalpa* — uma intenção de que o mantra dado seja eficaz e promova o bem-estar tanto material quanto espiritual de quem recebe.

Pode ocorrer que a pessoa não esteja pronta para a prática disciplinada do mantra. Se ela recebe o mantra e não o utiliza, considera-se que isso é mero desperdício de energia preciosa, o que cria um karma negativo. Seria como jogar pela janela um diamante, em vez de fazer com ele uma joia, ou atirar sementes preciosas de árvores frutíferas no lixo, em vez de plantá-las num magnífico quintal fértil. Isso é menos grave durante a transmissão coletiva, mas o conceito de frutificação da *śakti* dos mantras transmitidos permanece crucial no tema de mantra *sādhana*. A recitação diária nutre a expansão da energia do mantra, como o adubo nutre o broto novo!

Mantra pessoal

A iniciação com o mantra que se tornará o início do caminho espiritual pessoal chama-se mantra *dīkṣā*. É o coração do *Mantra yoga*, que só pode ser oferecido por um mestre realizado e cuja prática deve se estender ao longo da vida. O mantra *dīkṣā* é a semente única, o tesouro espiritual inestimável que se pratica com o máximo de amor durante o dia. Somente o mantra *dīkṣā* é capaz de conduzir ao Yoga Supremo e à libertação final do ciclo de *saṁsāra* (desde que seja oferecido por um mestre espiritual realizado).

O *dīkṣā* pode ser oferecido a diversas pessoas, mas jamais coletivamente.

Mantra *pessoal* não significa que o mestre invente um para cada discípulo. Pode ser *AUM*, *AUM namaḥ Śivāya*, *Sāvitṛ Gāyatrī* ou um mantra *bīja* mais específico: o que importa é a energia sutil, a frequência perfeitamente harmonizada e oriunda de *caitanya* ("consciência") transmitida com o mantra *dīkṣā*. Sem a presença de *ṣakti* ("energia despertada na vibração"), o mantra é *jaḍa* ("matéria inanimada e inerte").

O fato de pedir a iniciação pelo mantra significa que quem pede escolheu o mestre em questão como seu orientador espiritual. Trata-se de um compromisso espiritual importante, mas que não tem por objetivo privar o discípulo de sua liberdade. Bem ao contrário, esse é um presente de generosidade inestimável da parte do mestre; uma relação de amor e confiança se instala com essa iniciação. Uma *dakṣiṇa* ("doação") é tradicionalmente ofertada ao mestre em seguida, mas nunca é anunciada como uma tarifa da cerimônia. A *dakṣiṇa* pode, de resto, ser substituída por um serviço ou presente.

Mantra *siddhi*

Na ciência do Tantra, temos o termo mantra *siddhi*, que significa a perfeição na prática de um determinado mantra. *Siddhi*, no contexto mais global do yoga, quer dizer "poder místico" (o sábio Patañjali discorre em detalhe sobre os oito *siddhis* nos *Vibhūti pāda* dos *Yoga sūtras*).

A ideia de que apenas os mestres realizados podem transmitir os mantras não é correta. Em se tratando do mantra *dīkṣā*, realmente é necessário procurar um *guru*. Entretanto, para uma *sādhana* dos mantras da paz, dos mantras que favorecem o aprendizado, dos mantras que comandam as retificações dos planetas ou que permitem a satisfação de nossos desejos e necessidades, um mantra *sādhaka* (aquele que pratica regularmente os mantras) ou um mantra *siddha* (aquele que domina certos mantras) bastarão.

É imperativo que o professor que ensina os mantras tenha sua própria experiência cultivada diariamente, seja essa transmissão feita por intermédio do *mantropadeśa* ou de uma gravação. Para aprender a plantar cenouras ou roseiras, procuramos alguém que tenha uma horta ou um jardim, não um doutor em botânica.

Os mantras *śastras* falam de 1 *lakh* — ou seja, 100 mil recitações — para chegar ao mantra *siddhi*. Dividido por 108 (ver p. 92), esse número dá 926 *japa mālās* (ver p. 88). Se você fizer, por exemplo, 4 *mālās* por dia, alcançará o objetivo em menos de 8 meses. Todavia, a sinceridade é que conta antes de tudo na prática!

Dívida mântrica

Pode acontecer que nos sintamos atraídos por um determinado mantra, mas, quando começamos a praticá-lo, as coisas não caminhem bem. Isso pode ser atribuído ao mantra *ṛṇa* — a dívida kármica que, desde vidas passadas, conservamos com relação a essa prática precisa. Por exemplo: passamos por uma iniciação importante e não nos comprometemos com uma prática a fim de explorar a fundo esse mantra. Ou então praticamos de maneira errada, por exemplo, o *Sāvitṛ Gāyatrī* muito depois do pôr do sol (o que é fortemente desaconselhado pela tradição).

Em se tratando do mantra *ṛṇa*, a prática nos parece familiar e nos atrai, mas há, em nossa relação com ele, certas impurezas que nos impedem de entrar em ressonância rapidamente. Aconselha-se, pois, a trabalhar esse mantra até o *siddhi*.

Em contrapartida, se anteriormente praticamos bastante um determinado mantra ou chegamos ao mantra *siddhi*, ele alçará voo rapidamente e nos ajudará muito no caminho espiritual.

Um mantra pode também comportar mantras *doṣas* — imperfeições na pronúncia que às vezes prejudicam nossa prática. No entanto, essa probabilidade é mínima quando passamos pela iniciação e recebemos o mantra de um instrutor competente.

MANTRA *JAPA*

Os benefícios da repetição

O *japa* ("repetição") é a prática essencial tanto do *Mantra yoga* quanto do *Mantra upāya* (ver p. 76).

Os obstáculos principais à meditação são, frequentemente, as perturbações visuais e sonoras. É por isso que sempre procuramos um local calmo e silencioso para meditar, e fechamos os olhos durante a prática. Na maior parte das vezes, isso não basta e nós sentimos que a calma exterior apenas nos mostra a cacofonia visual e sonora em nosso interior. Nessa situação, a ajuda do mantra é inestimável! A prática do mantra *japa* leva à concentração em um só ponto, em vez de deixar a mente de macaco ficar saltando de galho em galho.

A concentração chamada *dhāraṇā* em sânscrito é a única que nos oferece a possibilidade de chegar à meditação *dhyāna*.

É impossível, para um ser humano, pronunciar uma palavra sem que sua representação mental surja espontaneamente. Tente! Pronuncie em voz alta ou mentalmente "um gato" ou "uma banana" e logo o objeto aparecerá à sua frente, com a intervenção do mental.

Os yogues propõem, há milênios, utilizar essa particularidade do mental para concentrá-lo nas energias e formas divinas, afastando assim os pensamentos que nos perturbam e nos prendem aos problemas ou prazeres do mundo material.

Eis um trecho do *Ensino de Rāmakṛṣṇa* que saboreia a beleza do mantra *japa*:

> "Há uma espécie de ostra que fica flutuando na superfície do mar, com sua grande concha aberta, até que consiga recolher uma gota da maravilhosa chuva de *Svāti*. Então ela mergulha

no oceano e só volta depois de transformar essa gota em uma pérola admirável. Assim também o *sādhaka*, tomado pela fé, que tem sede do conhecimento do Si Mesmo, quando recebe de seu mestre uma gota de água sob a forma do mantra sagrado, imerge completamente nas profundezas insondáveis da *sādhana* e não permite que ninguém distraia sua atenção."

O mantra *japa* pode ser realizado com o mantra *dikśa* ou com um mantra *upāya*. De qualquer forma, os mantras curtos (de 2 a 9 sílabas) são usados com mais frequência para o *japa*. Os mantras de 4 linhas, como *Sāvitṛ Gāyatrī* ou *Mahāmṛtyuñjaya*, também costumam ser usados para o *japa*, mas nesse caso a concentração é mais difícil.

Veja o "hino" ao *japa* de Swāmī Śivananda:

"*Japa* purifica o coração, *Japa* estabiliza o mental, *Japa* destrói o karma negativo, *Japa* queima os *saṁskaras*, *Japa* rompe o apego, *Japa* promove a renúncia, *Japa* desenraíza as paixões, *Japa* nos deixa sem medo, *Japa* afugenta as ilusões, *Japa* traz a Paz Suprema, *Japa* desenvolve o Amor Supremo, *Japa* traz saúde, prosperidade, força e vida longa, *Japa* desperta a *kuṇḍalinī*."

Observe que o *japa* é feito essencialmente com mantras e não com *ślokas*, *sūtras*, *prārthanas* ou outras fórmulas sânscritas que, embora integradas à prática, são geralmente cantadas como introdução ou encerramento da sessão. No entanto, elas podem ser repetidas várias vezes durante a etapa de aprendizagem.

4 tipos de japa

A recitação de qualquer mantra pode ser feita em diferentes níveis, que vão do mais grosseiro ao mais sutil.

TIPO DE JAPA EM SÂNSCRITO	SIGNIFICADO	CARACTERÍSTICAS	EFEITOS
VĀCIKA JAPA	Recitação em voz alta	Só se faz no momento da expiração. O meio mais fácil e poderoso para se concentrar.	Permite a ressonância dos fenômenos no corpo físico, por meio do aparelho vocal, o diafragma, os músculos e órgãos abdominais. Ativa o sistema respiratório. Faz vibrar as células. Ativa os 5 primeiros *cakras* (os centros energéticos do corpo) de maneira tangível — as sensações físicas podem ser despertadas.
UPĀṂŚU JAPA	Recitação pouco audível, como murmúrios	Pode se fazer com inspiração e expiração. Distingue-se a prática visualmente, pelo movimento dos lábios. Quando a concentração estável é alcançada, o volume da voz não é mais necessário.	A recitação não depende do trabalho do sistema respiratório, pois, em tom de murmúrio, as cordas vocais não vibram. O murmúrio provoca um efeito terapêutico e calmante sobre o sistema nervoso, ativa o nervo vago e o sistema parassimpático.
MĀNASIKA JAPA	Recitação mental	Permite a imobilidade total do corpo. Exige uma grande concentração porque os intervalos entre as repetições aumentam: serão preenchidos pelo silêncio ou pelos pensamentos.	Recitação que traz a reformatação dos pensamentos. Toda frase pronunciada mentalmente exige mais atenção do sistema nervoso e, portanto, permanece mais fundo na memória. Se a concentração é mantida, a prática se aprofunda e leva à meditação. Se os pensamentos predominarem, aconselha-se retornar à etapa anterior.

AJAPA JAPA	Recitação espontânea, feita apenas interiormente. Prática muito avançada.	Não exige esforço da parte do prático. É fruto da longa prática de todas as outras etapas. O praticante não tem controle do momento em que inicia essa prática, ela surge quando a vibração penetra na parte mais profunda da psique.	Nesse nível, todos os *nāḍīs* (canais energéticos) são purificados, é o verdadeiro equivalente de *nāḍī shodhana prāṇāyāma*.

Mānasika japa, a repetição mental, pode ser de dois tipos:

— *Cal japa:* repetição que se faz em movimento, juntamente com as tarefas do cotidiano, sobretudo as atividades manuais e motoras. Permite manter parte da atenção no objetivo espiritual da vida e desenvolve a presença nas ações. Esse *japa* pode ser acompanhado da contagem sobre o *mālā* ou não.

— *Acal japa*: essa repetição se faz em imobilidade absoluta (literalmente, *acal* quer dizer "sem movimento") — nem os dedos, nem os lábios, nem os membros se mexem. Essa postura permite estabilizar ainda mais o mental. Trata-se de uma prática exigente, mas muitíssimo eficaz.

Com mais frequência, os mestres aconselham a praticar na posição sentada, ao menos por algum tempo durante cada etapa, começando pela recitação audível até chegar a um profundo estado meditativo onde os pensamentos são alinhados e só a pulsação do mantra ocorre. Um *sādhaka* experiente não encontrará dificuldade em chegar rápida e facilmente à recitação mental ou mesmo espontânea.

NAIMITTIKA JAPA	Recitação de um mantra realizado para o bem dos semelhantes, para uma pessoa em particular ou para a humanidade inteira. Os mantras da paz são cantados com essa atitude.
KĀMYA JAPA	Recitação de um mantra para a realização de desejos materiais pessoais, como casar-se, comprar uma casa ou ter um filho.
PRĀYAŚCHITTA JAPA	Recitação de um mantra com a intenção de pedir perdão por um erro cometido, uma atitude de penitência; essa prática levanta o ânimo.

Ao mesmo tempo, a recitação em voz alta não deve ser considerada uma prática exclusiva dos iniciantes; ela tem seus preciosos efeitos benéficos e terapêuticos sobre o corpo físico, como todas as práticas vocais em geral.

Além das aspirações espirituais ou desejos de retificação kármica, o praticante de *japa* pode assumir essas três atitudes / abordagens na prática.

Japa mālā

Para ainda mais concentração, a recitação pode ser feita em um *japa mālā*, que é um rosário yogi com contas separadas por pequenos nós (o que o distingue de um simples colar).

O praticante segura o *japa mālā* nas mãos e, a cada recitação, os dedos avançam uma conta. Manter os dedos em atividade acalma e concentra o sentido do toque, que está ligado à *Anāhata cakra*, centro energético do coração. Um ciclo (também chamado de "*mālā*") é concluído depois que todas as contas do *mālā* são "contadas".

Tradicionalmente, o *japa mālā* é composto por 108 pérolas, pois esse número místico possui um rico simbolismo (ver p. 92). Na verdade, existe também uma 109ª conta, chamada *sumeru, bindu, stūpa* ou *pérola do guru*. Ela determina o início e o fim do ciclo — sobre ela, o mantra não é recitado.

Há *mālās* de 54 e 27 pérolas, geralmente usados em mantras longos ou por yogues iniciantes que só reservam pouco tempo à prática.

Existem tantos *mālās* diferentes! Como escolher o seu?

Eis uma orientação em termos de materiais e suas energias.

MATERIAL	DIVINDADE/ARQUÉTIPO	QUALIDADES E EFEITOS
Grãos de *rudrākṣa*	*Śiva*; eternidade, silêncio, desapego do material	Traz a purificação. A textura rugosa dos grãos lembra o ascetismo de *Śiva*.
Madeira de *tulasī*	*Kṛṣṇa* e *Devī*: amor, devoção, compaixão	Desenvolve o impulso para o Divino, enche o coração de amor e ternura, facilita as trocas com os semelhantes.
Madeira de *santal*	Uso universal	Estimula o desenvolvimento das qualidades nobres e reforça a constância da prática.
Jacarandá	*Anāhata cakra*	Propicia ancoragem e proteção, induz ao perdão e à abertura do coração.
Grãos de lótus	Lua: doçura, feminilidade	Traz calma, controla o excesso de fogo, atrai a abundância e estimula a fertilidade.
Pedra de lava	*Mūlādhāra cakra*	Dá determinação e confiança em si para agir, desenvolve a vontade e a resistência psíquica.
Quartzo rosa	Buda: compaixão e silêncio	Traz calma, controla o excesso de fogo, suaviza os pensamentos.
Cristal de rocha	*Devī*: pureza	Purifica os pensamentos e traz calma e beleza.

Diversos minerais (como o ônix, o jaspe, a cornalina, a ágata, o coral, o olho de tigre, a ametista, o jade, a pedra da lua e outras) também são muito utilizados hoje para a fabricação de *mālās*. Citamos aqui os materiais tradicionalmente empregados na Ásia, mas você pode escolher aquele que mais o agradar.

É possível comprar um *mālā* já pronto, encomendá-lo ou confeccioná-lo você mesmo. Se decidir por esta última opção e fizer isso com devoção e concentração, ele será ainda mais poderoso!

Geralmente, há uma espécie de penacho de lã ou seda preso à conta central. Para personalizar seu *mālā* e dar mais sentido à sua prática, você pode substituir esse objeto pela imagem de uma divindade/arquétipo ou intenção com a qual está desenvolvendo um relacionamento. Contudo, não é necessário possuir vários *mālās* caso você trabalhe com mantras diferentes. Em nosso íntimo, o eixo principal da prática sempre acaba ressoando.

Atenção!

Alguns conselhos:

— É importante segurar o *japa mālā* com a mão direita, à altura do coração. O lado direito do corpo está associado à energia do Sol, à doação, à oferta, à luz rumo à qual a prática espiritual conduz.

— A mão que segura o *mālā* não deve ficar abaixo da cintura nem tocar os pés do praticante ou pousar sobre a coxa, pois a parte inferior do corpo humano tem uma vibração mais densa e menos elevada.

— Também por razões energéticas, o *japa* é tocado com o dedo médio e não com o indicador, que representa o ego e emana uma energia mais agressiva. Lembre-se da sua sensação quando alguém lhe aponta o dedo: o que você sente nessa situação é essa energia do ego do outro. Distanciando o indicador do *japa mālā* e usando o dedo médio, o avanço das contas é feito com o polegar, o único dedo que se movimenta.

— O *japa mālā* não deve ser usado no pescoço, como um colar. Você pode ter outro, ou outros, para usar como acessório. Mas o *mālā* que encerra a vibração é sagrado, devendo ser guardado em um saquinho para não ficar exposto aos olhares de estranhos.

— Não se aconselha de modo algum colocar o *japa mālā* no chão, como se vê com frequência ocorrer entre os praticantes de yoga postural. Evite esse pequeno gesto de inadvertência para não descarregar nem sujar seu *mālā*.

Os yogues consideram o *mālā* a morada da *śakti* (a força espiritual). Recomendam que se tenha o máximo cuidado com ele:

— antes de usar o *mālā* pela primeira vez, lave-o com água e, se possível, faça com que seja benzido por um mestre ou em um local altamente espiritualizado;

— guarde-o em uma bolsinha feita de seda ou de outro material natural;

— exponha o *mālā* à luz lunar, em noites de Lua cheia;

— coloque-o em contato com minerais como o quartzo rosa, a labradorita, a ametista ou o jade para purificá-lo e recarregá-lo;

— leve-o para a natureza e pendure-o por algum tempo em um galho de carvalho ou de outra árvore grande e forte. Imerja-o nas águas de um rio ou de um regato de montanha (desde que essa água seja pura, física e energeticamente).

Se você nutrir seu *japa mālā* com amor, ele o animará e o encorajará nas ocasiões em que lhe faltar entusiasmo para a prática!

Número sagrado "108"

Várias explicações são dadas pelos textos antigos e os sábios orientais sobre o simbolismo do número 108, considerado sagrado.

Primeiramente, do ponto de vista numerológico:

— o "0" representa a ausência e o vazio;
— o "1" representa o objeto e o indivíduo;
— e o "8" representa o infinito ou a roda do *saṃsāra*.

Portanto, o número 108 convida à reflexão sobre o macromecanismo do Universo.

Os textos tântricos falam das 108 interseções dos canais energéticos (*nāḍīs*) que convergem para formar o Chakra do Coração, *Anāhata*. Justamente no lugar de sua interseção é que reside nossa centelha divina individualizada, *jīvātmā*, e são nutridas todas as manifestações da vida: a respiração, a palavra, o movimento, a percepção sensorial e a reflexão.

Segundo o *Yoga Cūḍāmaṇi Upaniṣad*, a explicação é esta: estima-se que o ser humano realize 21.600 respirações durante as 24 horas do dia. Ora, o texto diz que o homem deve oferecer ao Divino, à Consciência Suprema, metade do tempo de seu dia e metade de seu alento — portanto, 10.800 respirações. Mas, como o homem de hoje é ocupado demais para passar 12 horas diárias em meditação, decidiu-se por uma "oferenda" que consiste em suprimir os dois últimos zeros. O Universo espera que o homem seja pelo menos capaz de lhe oferecer 108 respirações por dia, recorrendo ao mantra *japa*.

A matemática védica afirma que o diâmetro do Sol é 108 vezes maior que o da Terra.

A astrologia védica sustenta que os 12 signos do zodíaco e os 9 planetas (que, multiplicados uns pelos outros, dão "108") criam toda a diversidade das circunstâncias presentes no Universo.

O alfabeto sânscrito tem 54 *akṣaras* ("sonoridades"), cada qual com o aspecto feminino (*Śakti*) e o aspecto masculino (*Śiva*). De novo, sua união perfaz "108".

Na tradição do *Bhakti yoga*, diz-se que os 108 *gopis* (representando as almas individuais) dançam em volta de *Kṛṣṇa* (simbolizando a Consciência Pura, a Fonte da Criação).

Essa lista, não exaustiva, deixa transparecer a sabedoria milenar das tradições védica e yogi, dando-nos, certamente, mais confiança nos instrumentos que elas proporcionam.

Contagem tântrica na mão

Existe outro método tradicional de contagem dos mantras, mas sem o *mālā*. Nossa mão é que, de certa maneira, se torna o *japa mālā*. Há duas razões de peso para usarmos esse método: em primeiro lugar, porque nossos dedos estão sempre "ao alcance da mão", muito mais que um *mālā*; e, em segundo, porque, dessa forma, estimulamos os pontos reflexos especiais que animam os *nāḍis* e asseguram uma melhor circulação prânica. O método é bastante simples: a cada recitação do mantra, apoiamos o polegar nas articulações entre as falanges, na ordem mostrada pelos números.

A dezena forma um caracol; e, se você quiser continuar, vá no sentido oposto. Chegando a 20, avance uma contagem na mão esquerda (partindo do mesmo lugar). Assim, a mão esquerda obterá vintenas, enquanto a direita assegurará uma contagem contínua.

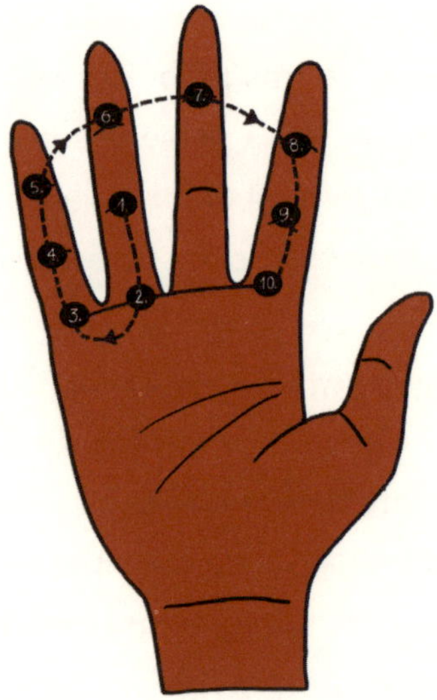

Esse método é muito prático quando recitamos o mantra em um local onde não queremos mostrar nosso *japa mālā* ou quando, simplesmente, não o temos conosco. A contagem nos dedos também é muito prática para a recitação de mantras longos, quando o número de *japa* não ultrapassa as 27 vezes.

Contador eletrônico de mantras

Existe uma versão moderna do *japa mālā*: o contador de mantras. Na verdade, é um contador comum colocado no dedo médio da mão direita para nos lembrar o tempo todo de recitar o mantra *dīkṣā* (ver p. 76). A ideia não é contar com exatidão um certo número de repetições, mas criar o hábito de apertar o botão e recitar (em voz alta ou mental) durante as atividades diárias.

Mantra *japa* escrito

Uma variedade de *japa* quase desconhecida no Ocidente é a repetição escrita: *likhita japa*. Essa abordagem do mantra é muito disseminada nos mosteiros budistas, *āśrams* e templos da Índia, Nepal e Tibete.

Frequentemente, o mestre de um local espiritual toma a decisão, *saṅkalpa*, de escrever alguns milhares de *japa* de um mantra ou mesmo de um texto específico. É costume, durante esse período, que todos os discípulos do mestre e até, às vezes, os visitantes do lugar o ajudem a cumprir sua tarefa. Utilizam-se os caracteres sânscritos, a escrita chamada *devanāgarī*; mas os yogues ocidentais podem trabalhar com os caracteres latinos. Com mais frequência, o AUM é o escolhido para o *likhita japa* do mantra *sādhana*.

Nosso mental e nosso corpo físico estão unidos como o sal e a água no mar. Tudo que se faz no corpo influencia a condição do mental e vice-versa. Durante o *likhita japa*, ao contrário do *japa* mental, os sentidos não operam a retirada yóguica *pratyāhāra*, mas participam inteiramente da prática:

— os dedos tocam a caneta e o papel;
— os olhos acompanham a escrita e o olhar desliza sobre o mantra durante todo o tempo da prática;
— a boca recita continuamente o mantra, no ritmo da escrita;
— os ouvidos captam o som do mantra;
— o "rei dos sentidos", o famoso mental, se concentra no significado.

Graças à atividade motora realizada em paralelo com a recitação, alcançamos camadas da memória muito distantes. Pense bem: lembramo-nos muito mais das notas escritas com caneta do que das digitadas no computador, não é verdade? Quando escrevemos uma afirmação concentrando-nos também no sentido, modificamos as impressões latentes de nosso psiquismo, os *saṁskāras*.

É preferível escrever com a mão esquerda, pois o lado esquerdo do corpo está ligado ao hemisfério direito do cérebro, encarregado das funções subconscientes. Mas, se você não conseguir, a escrita com a mão direita também funcionará muito bem.

Quando escrevemos e lemos os mantras, nosso psiquismo começa ao mesmo tempo a integrar inconscientemente as qualidades ou energias abordadas no texto. Assim, começamos a viver essa vibração e nos transformamos interiormente!

Likhita japa é uma prática muito antiga e poderosa. Mais exatamente, a técnica consiste em escrever num caderno em branco o mantra escolhido:

— mantra *dīkṣā* (mantra de iniciação espiritual);
— mantra *upāya* (mantra que permite retificar situações kármicas e realizar desejos (ver p. 76);
— mantra AUM;
— um enunciado formulado em sua língua materna pode igualmente se tornar um instrumento perfeito de *likhita japa* (esse enunciado deve estar no presente, sem a negação).

A prática não deve ser feita no computador — e muito menos usando o "copiar-colar"!

Escreva pelo menos 21 vezes, todos os dias, sem interrupções durante a prática. Se quiser realmente trabalhar em profundidade, escreva 108 vezes, todos os dias.

Faça isso por pelo menos 40 dias ou até o fim do caderno.

Em 40 dias, os *saṁskāras* negativos são substituídos por pensamentos espirituais ou pelo enunciado positivo e construtivo.

O melhor é praticar o *likhita japa* de manhã, após a meditação, ou pouco antes de começar as atividades diárias.

O *likhita japa* é um meio excelente para aprimorar a paciência e diminuir o ritmo muito acelerado da vida moderna. É uma prática que nos torna mais *sáttvicos*.

Evite falar a pessoas próximas do *likhita japa* que está praticando e, em geral, de seu mantra *sādhana*. Isso fará com que o ego permaneça em seu devido lugar.

Após a realização do *sādhana*, você pode destacar as páginas do caderno e usá-las para ornamentar seu local de meditação ou outro lugar qualquer. Isso criará uma forte presença da vibração no nível sutil, que se propagará pela casa toda. É o que acontece com frequência em templos e mosteiros. Essa é a melhor maneira de festejar a mudança para uma nova casa ou a chegada de um bebê.

RECITAÇÕES

108 ou 1.000 nomes

Afora o *japa*, uma prática muito disseminada na Índia é o *mantra arcanā* — a recitação dos nomes de uma divindade/arquétipo específico. Na maioria das vezes, são 108 (*Aṣtottara śata nāmāvali*) ou 1.000 (*Sahasranāma*) nomes diferentes (ver p. 59). Mais raramente, 32 ou 300 nomes. Portanto, não se trata de *japa* enquanto repetição do mesmo mantra: os mantras são diferentes, embora o *mantra arcanā* subentenda igualmente uma *sādhana* diária.

Assim como no caso do *mantra japa*, o *arcanā* pode ser proferido em voz alta (com mais frequência), apenas com o movimento dos lábios, ou mentalmente (ver p. 86). Durante o *arcanā* mental, o praticante lê os mantras permanecendo o mais imóvel possível.

O *arcanā* pode igualmente ser proferido diversas vezes por dia, para as *sādhanas* intensas. Exemplo: ao nascer e ao pôr do sol, ao meio-dia e antes de deitar-se.

Na tradição tântrica, o nome de um princípio divino não é separado da energia que ele descreve. No mundo material, a palavra "cadeira" não é a mesma coisa que o objeto "a cadeira". A palavra/nome apenas aponta para o objeto, ao passo que, na ciência espiritual e energética, o nome é a energia, pois as apelações já contêm as qualidades invocadas. Isso faz com que os 108 ou 1.000 nomes de *Sarasvatī* ou *Rāma*, por exemplo, criem literalmente um "exército celeste" em torno da pessoa no momento da prática. O *arcanā*, sendo embora uma prática devocional, repousa sobre o sistema de metros do cântico tradicional védico (ver p. 52) e não é entoado como um *kirtan*. O mantra *arcanā* se insere muito bem entre o *Mantra yoga* e o *Bhakti yoga* (ver p. 49).

Textos

A recitação (sem repetição, apenas uma vez por dia) dos textos védicos ou tântricos também é considerada "mantra" yoga. Todas essas formas, que não são literalmente mantras, podem se incorporar ao *sādhana* para completar o mantra *japa*:

SŪKTA	Hino védico, texto relativamente longo composto por inúmeros mantras.
STOTRA	Texto poético em sânscrito para glorificar uma energia ou um arquétipo. Pode ser védico, tântrico, purânico ou originário de textos posteriores. Forma mais popular em comparação com *sūkta*.
ŚLOKA	Texto, versículo ou estrofe originária dos *smṛtis* (textos posteriores aos Vedas).
AṢṬAKAM	Texto poético que invoca uma divindade (um arquétipo), contendo 8 estrofes.
CĀḶĪSA	Texto poético que invoca uma divindade (um arquétipo), contendo 40 estrofes.

Habitualmente, essas formas são recitadas apenas uma vez por dia (a exceção são as festas).

Os textos — mais ou menos longos — são bem mais difíceis de memorizar ou mesmo de pronunciar corretamente do que os mantras. A prática de recitação dos textos estimula a concentração e a paciência de maneira extraordinária. Além disso, é uma excelente maneira de aprender ou aperfeiçoar o conhecimento do idioma sânscrito, pois nessa prática é importante entender o que se canta.

RITUAIS COM OS MANTRAS

Existem diversos modos de incorporar mantras aos objetos que utilizamos no cotidiano — aquilo que chamamos "carregar uma coisa com vibração". Na maioria das vezes, esses rituais curtos e simples visam à proteção ou à purificação. Quando os praticamos, os mantras podem ser recitados em voz alta, baixa ou apenas mentalmente; o que conta, na verdade, são a intenção, a atitude mental e a concentração (salvo no caso da água e da cozinha).

Veja a seguir a descrição dos rituais. Você encontrará os mantras que devem ser praticados para cada um desses rituais na Lista de Mantras do livro.

Água carregada

Acenda uma vela ou lâmpada de óleo.

1. Encha um frasco de vidro, uma garrafa de metal ou um vaso de cerâmica (não use um utensílio de plástico) com água potável, na noite de Lua cheia.

2. À noite, recite 108 vezes um dos mantras da Lua (ver p. 269) e deixe o recipiente no beiral da janela, do lado de fora, ou no jardim para expô-lo à luz lunar durante toda a noite.
3. De manhã, antes do nascer do sol, recolha o recipiente. No momento em que o sol se erguer no horizonte, recite 108 vezes o mantra *Sāvitṛ Gāyatrī* (ver p. 183).
4. Essa água pode ser utilizada em todas as purificações cotidianas: borrife com ela o local de meditação ou pingue algumas gotas em sua cabeça depois de entrar em casa, à noite. Ela pode ser acrescentada em pequenas quantidades à sua comida ou bebida.

Preparos culinários

Simplesmente cante mantras ou *ślokas* de sua escolha, em voz alta, enquanto cozinha. Não deguste o que estiver cozinhando.

Bênção de uma refeição

Antes de começar a comer qualquer refeição, seja preparada por você ou no restaurante, coloque as mãos acima do prato, imagine estar envolto em luz dourada e recite *Śāntiḥ* 9 vezes.

1. Faça o gesto como se tomasse uma parte do alimento com a mão direita e o oferecesse à Mãe Natureza, que nos nutre, recitando os três mantras de abundância (ver p. 302). Sinta-se grato a todas as pessoas e todos os seres que contribuíram para sua refeição. Prefira quase sempre comidas vegetarianas ou veganas.

Banho com água dos 7 rios sagrados

De pé sob o chuveiro, recite 1 ou 3 vezes o *Sapta sindhu śloka* (ver p. 296) visualizando os 7 rios sagrados que o purificam e o preenchem com a energia deles.

1. Deposis de desligar o chuveiro, pegue a última gota com os dedos da mão direita e toque, na seguinte ordem, o alto da cabeça, o olho direito, o olho esquerdo, os lábios e o centro do peito, visualizando a água sagrada passar pelas "portas sutis" de sua estrutura energética. A cada toque, pronuncie mentalmente ou em voz alta o mantra AUM.

Purificação dos pensamentos antes de dormir

1. Acenda uma vela ou uma lâmpada de óleo.
2. Preparando-se para dormir, na cama, fique na posição da criança *Bālāsana* e cante / pronuncie o *śloka Kara caraṇa kṛtam* (ver p. 303), sentindo a Mãe Terra retirar todo o peso e todas as inquietações acumuladas durante o dia.

Círculo de proteção antes de uma viagem

Antes da partida de uma pessoa para um lugar distante ou uma peregrinação, amigos ou familiares se posicionam em círculo, de mãos dadas, em volta da pessoa que irá viajar.

1. Todos cantam o mantra *Mahāmṛtyuñjaya* (ver p. 219) 3 vezes, enviando a energia para o centro.

2. Cada pessoa do círculo toca quem está no centro, emanando um pensamento de proteção ou desejando-lhe o bem.

Cordão de proteção para o pulso (*kautuka*)

Quando você visitar um lugar carregado de energia (templo, *ashram*, montanha ou rio sagrado), participar de uma cerimônia (*pooja*) e começar ou terminar alguma tarefa desejando materializar uma intenção, o ritual de *kautuka* é a melhor escolha.

1. Acenda uma vela ou lâmpada de óleo.
2. Pegue o cordão *kautuka* (vendido em lojas indianas) e umedeça-o com algumas gotas de sua água carregada pelos mantras.
3. Recite 3 vezes o mantra *Śatvitṛ Gāyatrī* (ver p. 183) ou *Mahāmṛtyuñaya*, enrolando o cordão 3 vezes em volta do pulso e dando um nó ao final.
   - Se possível, evite fazer isso você mesmo. Geralmente, é o sacerdote do templo, o chefe da peregrinação, o pai de família ou qualquer outra pessoa apta a lhe dar a bênção que deve executar essa tarefa.
   - As mulheres casadas usam o cordão *kautuka* no pulso esquerdo.
   - As mulheres solteiras usam o cordão *kautuka* no pulso direito.
   - Os homens casados usam o cordão *kautuka* no pulso direito.
   - Os homens solteiros usam o cordão *kautuka* no pulso esquerdo.
4. Uma vez amarrado o cordão *kautuka*, aquele que o recebeu deve levar o pulso à fronte para energizar a cabeça e a consciência.

5. Normalmente, o cordão *kautuka* não deve ser retirado nem cortado, ele se partirá sozinho quando a proteção não for mais necessária.

Cápsula metálica (*kavacha*)

Acenda uma vela ou lâmpada de óleo.

1. Prepare o pingente metálico *kavacha* (vendido em lojas que comercializam artigos indianos) e umedeça-o com algumas gotas de sua água carregada pelos mantras.
2. Pegue um papel grande o bastante para escrever o mantra de sua escolha, dando preferência a um mantra curto ou a uma frase com poucas palavras.
3. Dobre o papel e mantenha-o na mão esquerda.
4. Entoe 108 ou 1.000 repetições do mantra escrito no papel. Faça a contagem com o *japa mālā* ou o contador de mantras, usando a mão direita enquanto segura o papel dobrado na mão esquerda.
5. Insira o papel com o mantra na cápsula, fechando-a bem.
6. Coloque seu *kavacha* (que significa "proteção" em sânscrito) em um cordão ou uma corrente e use como colar ou bracelete de ombro. Evite colocar o *kavacha* em um local mais baixo (por exemplo, como anel nos dedos ou como pulseira), ele precisa estar o mais perto possível do coração.
7. Use o *kavacha* o tempo todo, tirando-o, se necessário, à noite e para o banho.
   - Você pode usar o *kautuka* e o *kavacha* ao mesmo tempo.

Purificação regular dos espaços da casa, do trabalho ou da prática de yoga.

Acenda uma vela ou lâmpada de óleo.

1. Mantendo a vela (ou simplesmente a vareta de incenso) à altura do coração, caminhe por todo o perímetro do recinto, fazendo o percurso no sentido anti-horário. Enquanto isso, recite o mantra *Sāvitṛ Gāyatrī* (ver p. 183) em voz alta ou mentalmente. Esse ciclo permitirá purificar o espaço das energias antes estabelecidas ali.
2. Depois de voltar ao ponto de partida, caminhe na direção oposta, sempre recitando o mantra *Sāvitṛ Gāyatrī* e com a vela ou vareta de incenso à altura do coração. Esse ciclo permitirá preencher o espaço com energias que correspondam às suas intenções: paz e silêncio, dinamismo e ação, abertura à absorção de conhecimento, terapia, cura etc.

Ritual de mudança

Este ritual de "mudança para uma casa nova" deve ser realizado antes da efetiva mudança para o novo local. É importante, sobretudo, que ainda não se tenha cozinhado ali. Mas não há problema se os novos moradores passarem algumas noites na casa antes do ritual.

1. Preparação: uma ou mais velas ou lâmpadas de óleo, um coco inteiro com a água dentro, um fogão a gás, um feixe de trigo seco, um "espetinho" de limão e pimentas verdes, um sino cerimonial (vendido em lojas indianas), uma caçarola pequena com leite, copos pequenos, flores, frutas e doces.
2. Convide os amigos e os membros da família.

3. Pendure o "espetinho" no alto da porta de entrada da casa com um limão no centro e 4 pimentas verdes embaixo e 3 pimentas verdes em cima do limão. Essa peça suspensa protegerá o lar das energias destrutivas.
4. Deponha o feixe de trigo na soleira da porta de entrada, para propiciar abundância. Os grãos devem ficar virados para baixo.
5. Acenda uma ou mais velas, ou a lâmpada de óleo, dentro da casa, de preferência na parte nordeste. Esse fogo representa a energia divina na casa. Disponha as flores, as frutas e os doces em volta das velas ou da lâmpada. Você pode acrescentar imagens que representem o Divino e as forças do Universo, e decorar esse altar com gemas ou símbolos.
6. Cante uma vez o mantra de *Gaṇeś* (Ganesha) (ver p. 166) e uma vez o mantra de *Lakṣmī* (Lakshmi) (ver p. 256) diante das chamas.
7. Peça para que os convidados saiam. Todas as pessoas e os donos da casa devem ficar na entrada.
8. O dono da casa se agacha e segura o coco com a mão direita, enquanto recita o mantra de *Gaṇeś*. Com golpes fortes, quebra o coco contra a soleira. Quando a água do coco começar a escorrer, ele tomará a dianteira e entrará na casa com o pé direito, aspergindo a água por todo o interior. Em seguida, os convidados poderão entrar.
9. Depois que o coco estiver vazio, o dono da casa o colocará ao lado das velas.
10. O dono da casa acende o fogo com fósforos. É conveniente usar um fogão a gás, para ter o verdadeiro fogo encarnado em chama. Ele posiciona a panela com o leite sobre o fogo, recitando o mantra de *Lakṣmī* (ver p. 256). O leite ferve, uma espuma se forma e o líquido sobe. Nesse momento, o leite

deve ser tirado do fogo e servido imediatamente aos participantes, junto com a polpa do coco como *prasad* ("alimento abençoado").

11. O dono da casa pega uma vela do altar e, agitando o sino cerimonial indiano, realiza a purificação do espaço (já descrita) ao som do mantra *Sāvitṛ Gāyatrī* (ver p. 183).
12. Dentro da casa, todos os convidados exprimem seus desejos.
13. Convém deixar a vela acesa durante as 24 horas seguintes à cerimônia.

Todos esses rituais devem ser cumpridos com a atitude "cuido de meu corpo/meu mental/minha casa... como de recursos divinos a mim confiados"!

CONSELHOS TÉCNICOS
DO MANTRA *SĀDHANA*

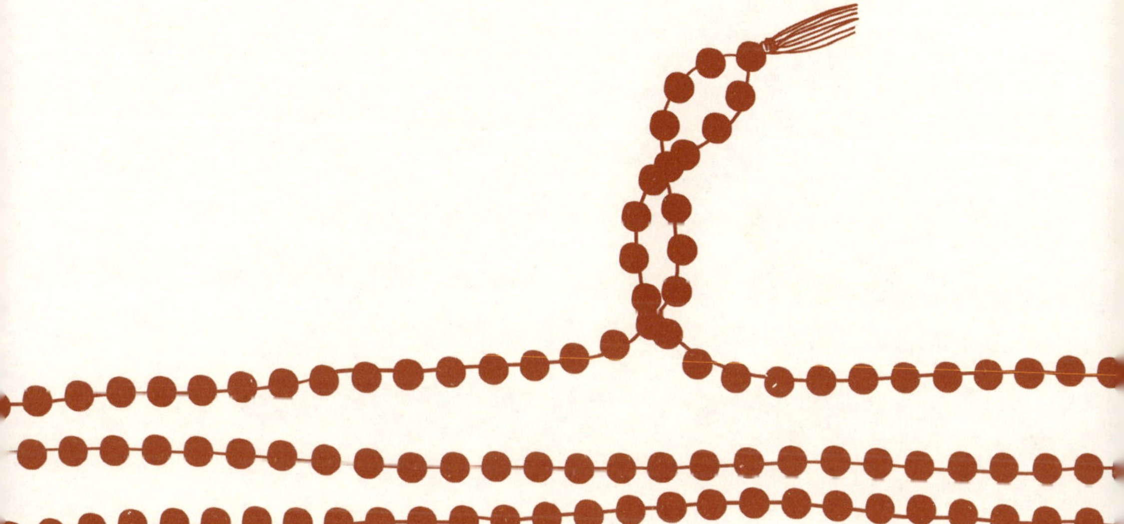

Existem, há milênios, métodos precisos e pontos a serem respeitados no mantra *sādhana*. Essas normas não devem se tornar dogmas rígidos, mas são instrumentos que nos permitem adquirir uma disciplina sem a qual a prática dos mantras pode se revelar pouco eficaz. Esses conselhos técnicos se baseiam também na otimização do trabalho energético feito por meio da vibração e da interação com os cinco elementos. Entretanto, caso você não consiga seguir tudo à risca, não procure desculpas para adiar a prática, mas realize-a com o amor e com a convicção de que você está entrando em ressonância com o Universo.

REGULARIDADE

O termo *sādhana* costuma ser traduzido por "prática regular"; e não há dúvida de que a regularidade é o fator mais importante para a eficácia dos mantras. "Regularidade" quer dizer: todos os dias, sem exceção.

Poderíamos nos perguntar: e quanto aos mantras pontuais recitados apenas durante as cerimônias e em determinados momentos? Acontece que essa regularidade é simplesmente mais vasta e espaçada; recitamos os mesmos mantras todos os anos, sempre que temos necessidade de purificar um espaço ou invocar a energia de um ou outro elemento. A regularidade se estende então por centenas de anos e nós nos inserimos no ciclo de prática mântrica iniciado há muito tempo.

Ao contrário, para ir adiante com um mantra, é importante cantá-lo cotidianamente durante um certo número de dias.

Quaisquer que sejam as circunstâncias, não esqueça jamais sua prática mântrica, pois ela o nutrirá como a água nutre as raízes de uma árvore!

Por toda a vida

Aquele que envereda seriamente pelo caminho do yoga encontrará, no momento certo, seu mestre espiritual; e, em geral, a primeira iniciação consiste em receber o mantra *dīkṣā* (ver p. 76). Idealmente, esse é o único mantra recitado durante a vida inteira — nós o chamamos de *nitya japa* — em todos os momentos (quando a pessoa não está empenhada na reflexão ou no debate), sem contraindicação, em voz alta ou mentalmente, andando ou na hora de dormir, todos os dias sem exceção (por exemplo, no período menstrual para as mulheres) — em suma, o máximo possível.

Entretanto, a prática do *mantra dīkṣā* por toda a vida não exclui o uso de outros mantras.

40 dias

É importante enquadrar nossa prática fixando períodos para o mental, como se lhe informássemos a respeito de uma distância a ser percorrida: "Escute, meu mental, vamos do ponto A ao ponto B". De outro modo, ele não ficará delimitado no espaço-tempo e não romperá jamais as amarras, arriscando a pessoa a abandonar a prática a qualquer momento.

O período mínimo para instalar um novo hábito no sistema nervoso e cognitivo e para eliminar os automatismos antigos é de 40 dias.

Vemos o número 40 aparecer nas diversas tradições espirituais e métodos terapêuticos:

— Jesus passou 40 dias no deserto.
— O dilúvio de Noé durou 40 dias.
— Os hebreus, com Moisés, erraram por 40 anos no deserto.

— O período de 40 dias é utilizado em sistemas de medicina natural: jejuns e monodietas na naturopatia, curas ayurvédicas como *pañcakarma*.

— Após a morte de um ser humano, o corpo sutil (*Prāṇamayā*, *Manomaya* e *Vijñānamaya kośa*) leva 40 dias para se dissociar inteiramente do corpo grosseiro (*Annamaya kośa*).

— A idade de 40 anos simboliza a razão, a maturidade.

Você pode iniciar o mantra *sādhana* de 40 dias a qualquer momento, desde que realize uma prática contínua, ininterrupta. Se, devido a contratempos inevitáveis, passar um dia sem realizar a prática, é aceitável duplicar o tempo de dedicação no dia seguinte. Se deixar passar mais de um dia, será melhor recomeçar tudo (salvo para as mulheres, que podem interromper a prática por 2 ou 3 dias durante o período da menstruação e retomá-la em seguida).

É aceitável realizar vários períodos de 40 dias de diferentes mantras ao mesmo tempo, contanto que você seja assíduo na prática.

E é aceitável também realizar várias vezes o período de 40 dias de um mesmo mantra, isto é, por 80, 120, 160 dias ou mais.

Festas e momentos astrológicos importantes do ano

Na percepção contemporânea, festas estão quase sempre associadas ao descanso, às férias e aos prazeres. No entanto, a visão do yoga é oposta a isso: em lugar de eventos e comemorações (regados de excessos, no Ocidente), as festas yogues compreendem dias de grande esforço, pois os *sādhanas* mais importantes e as cerimônias elaboradas que chamamos de *poujas* costumam acontecer nessas ocasiões. Entre os yogues, qualquer celebração espiritual ocorre sempre no momento astrológico em que estrelas e planetas fornecem uma energia propícia ao bem-estar material e espiritual, caso saibamos integrar essa energia sem desperdiçá-la. A astrologia védica *Jyotiṣa śāstra* determina assim, com precisão, inúmeras datas. Por isso, se diz com frequência que a Índia está sempre em festa.

Eis aqui duas listas de momentos importantes do ano durante os quais é aconselhável recitar os mantras *sādhana*, independentemente do fato de já serem repetidos diariamente ou não.

Principais dias astrológicos

SOLSTÍCIO DE VERÃO	dia da "luminosidade máxima" no Hemisfério Norte	21 de junho
SOLSTÍCIO DE INVERNO	dia da "luminosidade mínima" no Hermisfério Norte	21 de dezembro
EQUINÓCIO DE PRIMAVERA	dia do ponto médio entre os solstícios	22 de março
EQUINÓCIO DE OUTONO	dia do ponto médio entre os solstícios	22 de setembro
AKṢAYA TṚTĪYĀ	dia da abundância infinita	fim de abril/início de maio
VIJAYA DAṢAMI OU DAŚAHARĀ	dia da vitória da luz sobre as trevas	início de outubro
KARKKIDAKA SAṀKRĀNTI	início do trânsito do Sol no Sul	14-15 de julho
MAKARA SAṀKRĀNTI	início do trânsito do Sol no Norte	14-15 de janeiro

Festas espirituais

VASANT PAÑCAMI	aniversário de *Sarasvatī*	meados/fim de fevereiro
MAHĀ ŚIVARĀTRI	grande noite de *Śiva*	fim de fevereiro/início de março
HOLĪ	festa das cores, alegria e otimismo	início de março
CAITRA NAVARĀTRI	festival de 9 dias de *Devī* (sessão de primavera)	fim de março/início de abril
RĀMANAVAMĪ	aniversário de *Rāma*	meados/fim de abril
HANUMĀN JAYANTĪ	aniversário de *Hanumān*	Lua cheia de abril
GAṄGĀ SAPTAMĪ	aniversário do rio sagrado: Ganges	fim de abril/meados de maio
VESĀKHA OU BUDDHA PŪRṆIMĀ	aniversário de *Buddha*	Lua cheia de maio
GURU PŪRṆIMĀ	dia de celebração da consciência e de homenagem aos mestres espirituais	Lua cheia de julho
KṚṢṆA JAYANTĪ	aniversário de *Kṛṣṇa*	meados/fim de agosto
GAṆEŚA CATURTHĪ	aniversário de *Gaṇeśa*	fim de agosto/início de setembro
ŚĀRADA NAVARĀTRI	festival de 9 dias de *Devī* (sessão de outono)	fim de outubro/início de novembro
DIVĀLĪ	festa das luzes	fim de outubro/início de novembro (termo de *Śārada Navarātri*)

Há mais uma categoria: os dias de perturbações energéticas, como eclipses planetários ou configurações nefastas de astros. Em casos assim, os mantras são muitas vezes "prescritos" por astrólogos, os *Jyotiṣa vaydia.*

Períodos determinados

Você pode usar esses dias ricos em energia como ponto de partida ou como a data de encerramento do mantra *sādhana* de 40 dias.

Para sair da "regra dos 40 dias", você pode começar um mantra *sādhana* em um dia de festa e estendê-la até o dia da próxima. Por exemplo, no dia seguinte ao *Mahā Śivarātri,* iniciar o mantra *sādhana* pela *śakti* e terminá-lo com *Navarātri* da primavera. Como sempre observam os yogues, "*Śiva* e *Śakti* são inseparáveis".

A fim de evitar cálculos muito complicados e não dar desculpas ao nosso mental por procrastinar toda vez que saltamos um dia conveniente, é também possível iniciar a prática de um mantra a qualquer momento e terminá-la em um desses dias auspiciosos. Nesse caso, a atitude do mantra *sādhana* lembra a dos preparativos dos presentes de Natal. Sejam 40, 51 ou 13 dias (ou qualquer outro período), o que conta é a intenção da oferenda dessa prática à energia celebrada durante um desses dias em particular.

Ciclo da semana

De acordo com a astrologia védica *Jyotiṣa śāstra,* os 7 dias da semana estão ligados aos 7 planetas (ver p. 261), as práticas semanais são quase sempre os *upāyas* ou remédios astrológicos planetários. Se, por exemplo, você atravessar o período do planeta que se encontra em má posição em seu tema astrológico, realize o mantra *sādhana* de

40 semanas, recitando, digamos, 108 vezes o mantra da Lua toda segunda-feira ou o de Mercúrio toda quarta-feira etc.

Ciclo do mês

O ciclo do mês está ligado antes de tudo à Lua, porque ela retoma seu trajeto após cada período de 29,5 dias, percorrendo as 27 *nakṣatras* (constelações ou estrelas).

Os quatro momentos importantes no mês lunar são:

AMĀVÁSYĀ	Lua nova	traz uma energia de despojamento propícia ao impulso inicial e à purificação
EKĀDAŚĪ	11º dia após a Lua nova	traz uma energia pesada e tóxica
PŪRṆIMĀ	Lua cheia	traz uma energia de plenitude propícia à colheita dos frutos das ações realizadas
EKĀDAŚĪ	11º dia após a Lua cheia	traz uma energia pesada e tóxica

Mantras e menstruação

O objetivo das práticas mântricas é ativar a circulação energética e aumentar a energia. Durante o período menstrual, a mulher tem a oportunidade de liberar as energias gastas e se purificar. Em termos yogues ou ayurvédicos, trata-se da ativação de *apāna vāyu* ou *apāna vāta,* o movimento descendente da energia para fins de eliminação. Caso a mulher continue sua prática dos mantras durante o período menstrual, corre o risco de perturbar o funcionamento de seu sistema energético e hormonal. Isso pode levar ao desequilíbrio no ciclo menstrual, acne, ondas de calor, artrite, hipertensão e palpitações cardíacas.

As mulheres não devem ver essas "interdições" como discriminação. Na sociedade indiana, pensa-se que a mulher "impura" durante a menstruação pode macular a atmosfera sagrada do templo e não deve, portanto, entoar cânticos nem praticar rituais. Nada mais errado que essa visão. O Divino é infinitamente puro e não pode jamais ser maculado porque este mundo material faz parte da Consciência divina total.

Porém, a fim de preservar sua harmonia energética e por questões de saúde, a mulher deve interromper a prática dos mantras (sobretudo o cântico em voz alta, que gera uma ressonância e uma vibração tangíveis no nível físico) por um intervalo de 2 a 4 dias durante o período menstrual.

HORA DO DIA

Brahma muhūrta

A *Brahma muhūrta* (a hora do Criador) é, segundo a astrologia védica *Jyotiṣa śāstra,* o melhor momento para a prática de todos os mantras. Seu outro nome é *Uṣā kāla*. O arquétipo da deusa védica Uṣā equivale à Aurora romana e ao Eos grego.

A *Brahma muhūrta* começa 1 hora e 36 minutos antes do nascer do sol e termina 48 minutos antes do nascer do sol: dura, portanto, 48 minutos. Como depende da hora do nascer do sol, a *Brahma muhūrta* deve ser calculada para cada lugar e cada dia. Há *sites* e aplicativos que fornecem horários precisos de *Brahma muhūrta.* Durante esse período, todos os planetas e energias da Natureza estão em harmonia; e o mental humano se torna mais sereno, concentrado, silencioso e receptivo às vibrações elevadas.

Sandhyās

Se você não conseguir praticar durante a *Brahma muhūrta*, há outras opções de horários mais flexíveis: as horas matinais (de preferência antes ou pouco depois da alvorada) e por volta do crepúsculo. Damos a estes períodos o nome de *sandhyāvandanam*. *Sandhyā* significa literalmente "ponto de encontro"; e *vandanam*, "glorificação" ou "celebração". No caso de *Prathas sandhyā*, temos o encontro da noite com o dia e a chegada do Sol, ao amanhecer. Durante *Sayam sandhyā*, ocorrem o encontro do dia com a noite e a chegada da Lua, ao anoitecer.

Durante esse tempo de "nascimento e morte da luz", o ser humano fica mais propenso à reflexão sobre o Eterno. Sua atenção não se deixa afetar tanto pelas preocupações do mundo material perecível.

Se, todavia, você não estiver disponível para o mantra *sādhana* ao amanhecer ou ao pôr do sol, não se preocupe: pratique no momento que lhe for mais conveniente.

Rāhu kāla

Em contrapartida, não é nada aconselhável cantar os mantras durante o *Rāhu kāla* (o período maléfico associado à influência do planeta *Rāhu*), que dura 1 hora e 30 minutos e varia conforme o dia da semana. Veja a seguir a tabela do *Rāhu kāla*:

Domingo: 16h30 — 18 h
Segunda-feira: 7h30 — 9 h
Terça-feira: 15 h — 16h30
Quarta-feira: 12 h — 13h30
Quinta-feira: 13h30 — 15 h
Sexta-feira: 10h30 — 12 h
Sábado: 9 h — 10h30

O período de *Rāhu kāla*, de resto, não é auspicioso, mas destrutivo para todas as atividades importantes para você. Nunca dê início a empreendimentos nesses horários sob pena de prejudicar suas chances de sucesso.

PURIFICAÇÃO PRÉVIA

Como são vibrações muito específicas que despertam e propulsionam a energia existente em nós, os mantras exigem uma certa purificação da parte do *sādhaka* (o praticante), sobretudo para a prática em voz alta.

1. Tome um banho ou pelo menos lave o rosto, os pés e as mãos antes de cantar.
2. Lave o corpo ou escove os dentes caso tenha comido há pouco tempo.
3. Escolha uma alimentação pura, simples e *sáttvica* (vegetariana ou vegana, produtos frescos e não tóxicos).
4. Suspenda ou reduza ao máximo o consumo de álcool e outras substâncias tóxicas, como as drogas e o fumo.
5. Elimine palavrões e injúrias de seu linguajar e preserve a pureza da palavra.
6. Controle sua vida sexual.
7. Controle a cólera e as emoções em geral.
8. Mantenha os 5 sentidos *indriyas* sob controle: não ceda à satisfação excessiva dos prazeres.

Esses não são "mandamentos" para julgar e condenar pecadores ou seres indignos, mas apenas recomendações para nos mantermos em guarda, pois trata-se de ações que esgotam nossa energia ou a tornam *tamásica*. A intenção do mantra *sādhana* é fazer o oposto: purificar e elevar a energia em nós e à nossa volta.

LUGAR

Seu quarto ou o local escolhido para a prática do yoga e dos mantras precisa estar, acima de tudo, absolutamente limpo. Não pode ter animais domésticos, restos de comida, pó ou desordem. Não deve se situar em um ponto de passagem da casa, mas em um local de recolhimento onde você não seja perturbado pelas obrigações do cotidiano.

Antes de iniciar o mantra *sādhana*, acenda sempre uma vela ou lâmpada de óleo a fim de instalar a energia que servirá de ponte entre o mundo da matéria e a Consciência Pura. Em todas as culturas e tradições espirituais, a chama representa a alma e a pureza inalterável. O fogo purifica o espaço em volta de nós e o espaço de nossa consciência *cidākāsha*. Se, porém, for absolutamente impossível acender uma vela (por exemplo, se você estiver dentro de um avião), é possível praticar olhando a fotografia de uma chama.

Também se aconselha utilizar incenso durante o mantra *sādhana*, contrariamente às sessões de yoga postural ou do *prāṇāyāma* (práticas respiratórias).

Além da vela colocada à altura dos olhos, instale imagens ou estatuetas das energias e arquétipos aos quais for se dirigir (descritos na Lista de Mantras do livro). Não se trata de adorar imagens, mas de transformá-las em suporte da concentração do mental que, hoje em dia, é facilmente desviado e perdido em meio a pensamentos e preocupações.

DIREÇÕES

As direções mais favoráveis a qualquer prática energética ou espiritual — como o canto dos mantras, o *prāṇāyāma*, a meditação ou o estudo de textos — são o Norte e o Leste. A ciência védica do espaço,

Vāstu śāstra, sustenta que a sabedoria e os conhecimentos vêm do Norte, com a força eletromagnética da Terra, chamada *jaivik*. No entanto, a saúde, a boa circulação e a abundância vêm do Leste, com a energia solar, chamada *pranik*.

Privilegie então o recinto situado a Leste, Norte ou Nordeste de sua casa como local de seu mantra *sādhana*. Em caso de impossibilidade, pelo menos se posicione virado para uma dessas três direções durante a prática.

POSTURA

Todos os textos antigos, como os Vedas, o Yoga e o Tantra, insistem no fato de que o mantra *sādhana* deve ser praticado na posição sentada, com as pernas cruzadas. Por exemplo:

Sukhāsana: postura confortável, de pernas cruzadas
Ardha padmāsana: postura do meio-lótus
Padmāsana: postura do lótus
Siddhāsana: postura perfeita
Vajrāsana: postura do diamante, com apoio sobre os calcanhares

O famoso postulado de Patañjali, "*sthira sukham āsanam*" (*Yoga sutras*, 2.46), subentende que as pernas cruzadas tornam a postura sentada mais estável, com a coluna vertebral perfeitamente ereta. Além de proporcionar estabilidade, essa postura é agradável, para não dizer relaxante. Temos aí uma mistura que muitas vezes não é evidente para o corpo dos ocidentais; contudo, é para obter esse resultado que praticamos as múltiplas posturas estáticas do *Haṭha yoga* tradicional e os encadeamentos dinâmicos modernos.

Os sábios insistem muito nessa postura de pernas cruzadas (às vezes muito incômoda para os iniciantes) porque o retardamento da circulação sanguínea nos membros inferiores garante a boa redistribuição do *prāṇa* pelo corpo. Nada mais que uma lei física: se fechamos embaixo, a energia sobe aos poucos para cima. A verticalidade das costas e da coluna é absolutamente indispensável para veicular a energia desde os centros energéticos inferiores (*Mūlādhāra* e *Svādhiṣṭhāna cakra*) até os superiores (*Anāhata, Viśuddha* e *Ājñā cakra*).

Nunca cantamos os mantras deitados (exceto quando é uma recitação mental) ou com o corpo desalinhado, pois a postura sentada, com a coluna na vertical e as pernas cruzadas, nos permite:

— emitir da maneira correta a onda sonora por nosso aparelho vocal;
— utilizar a capacidade máxima de nossa respiração e expansão da caixa torácica em todas as direções;
— assegurar a melhor circulação do sangue pelo corpo;
— extrair o máximo do sistema nervoso central e periférico;
— observar a ativação dos *cakras* na frente e atrás de nosso eixo central vertical e as sensações nas zonas do corpo correspondentes às suas "etapas";
— exprimir respeito por essa prática sagrada.

POSIÇÃO SENTADA

Nem mesmo os yogues mais ascéticos das cavernas do Himalaia se sentam diretamente no chão. E muito menos os moradores dos *ashrams* ou templos. O termo *āsana* significa literalmente "assento", não "postura". Na Índia, a palavra *āsana* é utilizada, ainda hoje, sobretudo para designar o tapete ou a almofada de meditação.

Evidentemente, é sempre preferível sentar-se em materiais naturais, capazes de veicular a energia da terra e ajudar-nos a trabalhar com ela. Para substituir os tapetes de yoga sintéticos, você tem aqui uma gama yóguica com as características particulares de cada material. Os materiais não benéficos também são citados para ajudá-lo a se orientar melhor.

MATERIAL	EFEITO	DETALHE
Seda natural	Positivo	Aumenta a concentração e reforça a saúde
Lã	Positivo	Guia na direção da satisfação dos desejos
Erva de *kuśa*	Positivo	Nutre com *prāṇa* e aumenta a longevidade
Pele de cervo	Positivo	Traz sabedoria
Pele de tigre	Positivo	Ajuda a domar o ego *Nota vegana: as peles de animais, entre os yogues, não eram objetos de comércio, como acontece hoje: só os animais mortos, encontrados na floresta, eram aproveitados. As peles servem de assento unicamente aos grandes mestres, possuidores de uma forte *sādhana*; um simples praticante não deve utilizá-las.
Terra, chão	Negativo	Descarrega a energia
Madeira	Negativo	Retira a abundância
Algodão	Negativo	Afasta o interesse das práticas espirituais
Pedra	Negativo	Descarrega a energia
Palha	Negativo	Leva à perda do *status* social
Folhas	Negativo	Torna os pensamentos confusos e dispersos
Bambu	Negativo	Leva à pobreza

Lembre-se de que sua *āsana* deve permanecer estritamente pessoal e nunca ser abandonada a meio caminho, para a preservação da energia pessoal *sādhana*.

GESTOS DAS MÃOS

As posições das mãos e dos dedos — as chamadas *hāsta mudrās* — podem variar em função dos mantras e devem ser ensinadas pelo mestre individualmente (sobretudo em se tratando dos mantras tântricos). Existem, em contrapartida, quatro *mudrās* universais que podem ser associados a todos os mantras.

NOME	SIGNIFICADO	COMBINAÇÃO DOS DEDOS	EFEITO
AÑJALI OU NAMASKĀRA MUDRĀ	Gesto de saudação que exprime o respeito e a gratidão	As palmas das mãos juntas sobre o coração	Equilíbrio dos hemisférios do cérebro; traz paz e amor
JÑĀNA MUDRĀ OU CHIN MUDRĀ	Gesto de união entre o homem e o Divino, entre a alma individual *jīvātman* e a Consciência Suprema *Paramātman*	Polegar e indicador juntos, o polegar pousado levemente por cima	Aumenta a concentração, permite assimilar o conhecimento e melhora a receptividade. A palma voltada para cima para apelo ao Universo. A palma voltada para baixo para interiorização e compreensão de si mesmo
DHYĀNA MUDRĀ	Gesto de eliminação da ilusão, *māyā*, e da meditação, *dhyāna*, sobre o vazio	A mão direita repousa sobre a mão esquerda, as palmas voltadas para cima e os polegares juntos	Equilíbrio dos hemisférios do cérebro; aumenta a concentração

Essas associações dos dedos criam circuitos energéticos particularmente propícios à elevação da energia e servem, além disso, de suporte para uma concentração suplementar durante o canto dos mantras.

OBSTÁCULOS À PRÁTICA

Todos os sistemas espirituais de *Sanātana Dharma* — como o *Advaita Vedānta* definido por *Ādi Śaṅkarācārya*, o yoga definido por *Patañjali* ou o Tantra explicado nos *Āgāmas* — partem dos obstáculos que um pesquisador espiritual encontrará forçosamente no caminho para a elevação. É por isso que tradicionalmente é feita, antes do início de toda prática ou ritual, a invocação de *Gaṇeśa*, a energia que remove obstáculos.

Aqui está, portanto, a lista dos "inimigos" dos quais precisamos nos proteger.

A dispersão

Graças a todos os métodos que o mundo da evolução pessoal, do bem-estar e da espiritualidade propõe hoje em dia, ficamos logo inspirados, mas ao mesmo tempo nos sentimos atraídos por um excesso de coisas. Essa dispersão é muito perigosa, pois nos dá a impressão de que cultivamos muitas práticas enquanto, na realidade, o mental não se concentra — e esse é, justamente, o objetivo da caminhada espiritual. O mental, bem ao contrário, se compraz na diversidade de experiências. Testar uma coisa e praticá-la são ações diferentes e os resultados são opostos. Testar uma novidade cria agitação mental e efervescência hormonal, ao passo que praticar de maneira contínua acalma o mental e permite o aprofundamento no estudo do mundo interior.

Falta de tempo

Pode acontecer que sejamos inspirados por várias práticas e tentemos realizar uma *sādhana* de 2 ou 3 horas todos os dias. Caso tenhamos realmente calculado nossa meta de maneira que esse projeto se realize a longo prazo, ótimo; mas, se soubermos que outras responsabilidades nos obrigarão a reduzir a prática dentro de algumas semanas, sejamos conscienciosos e não tentemos fazer tudo ao mesmo tempo. Uma gestão não realista do tempo traz o risco de interrupção total da prática, que será "esmagada" sob seu próprio peso. A sabedoria do pesquisador espiritual repousa em sua humildade. É mais prudente escolher algumas práticas para um determinado período e ganhar tempo para explorá-las mais a fundo. Se sentirmos que, com o hábito, conseguiremos acrescentar um pouco mais de tempo à *sādhana*, será uma boa ideia enriquecê-la com novas práticas; de outro modo, convirá simplesmente substituir alguns mantras ou *ślokas* por outros. Convém lembrar que isso não se aplica ao mantra *dīkṣā*, que deve ser praticado regularmente em todas as circunstâncias (ver p. 76).

Falta de paciência

No mundo contemporâneo, onde tudo é rápido, estamos habituados a chegar depressa ao objetivo de nossos esforços. Porém, no trabalho com os mantras, antes mesmo de pensar em resultados, precisamos ter paciência para aprender a pronúncia e a maneira correta de cantar/recitar. Isso pode exigir muito trabalho e muito tempo. Mas, devido ao aspecto excepcional e quase mágico da língua sânscrita, uma vez retido um mantra, ele não sairá nunca mais de nossa memória. Tenhamos a paciência de repetir cada mantra, de 3 semanas a 2 meses, usando uma gravação, antes de arriscar uma prática sem suporte.

Dúvida e falta de fé

Para onde vai o mental/coração, vai a energia! Embora os sábios nos assegurem que não precisamos entender perfeitamente o sentido de um mantra para que ele nos mude, a fé no poder daquilo que praticamos é um elemento crucial. Se recitarmos mantras sem a certeza de que ativarão nosso corpo energético e acalmarão nosso mental, seu efeito será nitidamente menor. Mas nós não podemos "inventar" a fé! Não podemos nos obrigar a crer! Não podemos comprar a fé! Que fazer, então? Conhecer e trocar ideias com pessoas que possuem essa forte convicção e têm provas da eficácia das práticas mântricas é o melhor incentivo para a fé e uma fonte de entusiasmo de *sādhana.*

Apego aos resultados

Mesmo quando temos tempo suficiente e nos empenhamos com regularidade para obter um certo resultado da prática (por exemplo, com mantras astrológicos para retificações planetárias), caso não cheguemos ao efeito pretendido, abandonamos a prática e perdemos a fé. Com frequência, miramos um resultado importante e definido, a ser alcançado a qualquer preço, e não notamos as pequenas mudanças que ocorrem ao longo do caminho para esse grande objetivo. Mas o que conta mesmo são esses pequenos passos — a aptidão para se concentrar mais rapidamente, a visualização aguçada, a colocação da voz, o controle da respiração, a facilidade de expressão etc.

Em segundo lugar, lembremo-nos sempre de que não temos domínio sobre o karma. Para alcançar o mesmo resultado, uma pessoa precisará de dois meses de trabalho com o mantra, enquanto outra só conseguirá isso em dois anos. O certo é que, no caminho do *Mantra yoga*, o esforço nunca se perde, cedo ou tarde ele traz resultados.

Sono

A falta de sono e a fadiga em geral sempre ficam claras durante a prática dos mantras, sobretudo no *japa* silencioso. Organize sua vida de modo a ter uma quantidade suficiente de sono e, o que é mais importante, não sobrecarregue o mental à noite com a leitura, a televisão ou o uso do computador. Prefira as atividades não cerebrais antes de dormir, como caminhadas, massagem, natação, trabalho doméstico, artesanato, desenho.

Se você dormir bem e, apesar disso, se sentir sonolento durante a meditação com o mantra, intensifique os exercícios que ativam a circulação do *prāṇa*:

— fricção forte das orelhas;
— respiração em *Kapālabhāti* com ênfase na expiração, contraindo os músculos do abdômen (80 vezes) e, em seguida, retendo todo o ar nos pulmões;
— respiração em *Bhastrika* abdominal, com inspirações e expirações intensas (20 vezes) e, em seguida, retendo todo o ar nos pulmões;
— respiração alternada ativa e, em seguida, retendo todo o ar nos pulmões;
— torções dinâmicas (de pé ou sentado);
— rotação dos braços com retenção total do ar nos pulmões (10 segundos).

Essas práticas são excelentes para afugentar o sono. Afora as razões psicológicas, o sono pode ocorrer quando o mental não tem o costume de se concentrar em um objeto ou ação.

Preguiça e procrastinação

O obstáculo mais misterioso — e inexplicável — é a tendência do mental humano a deixar tudo para amanhã. Fazemos isso até com as coisas que, sabidamente, nos são benéficas e positivas! Por causa de um perfeccionismo excessivo, dizemos com frequência: "Começarei no próximo fim de semana", "no próximo ano" ou "quando terminar este projeto". Mas sabemos muito bem que esse é um caminho errado. É no momento presente que devemos agir.

Mas pode ser também que, pura e simplesmente, sem a vontade de fazer o esforço, nós recorramos ao *slogan* "*ahiṃsā*: pratico a não violência para comigo mesmo" e, assim, desaceleremos ou interrompamos a prática.

Os esportistas sabem disso muito bem: "*No pain, no gain*", isto é, "Sem dor não se ganha nada". Por que haveria de ser diferente na espiritualidade? O encaminhamento espiritual é o esporte mais virtuoso que existe. *Tapas*, que em sânscrito significa "esforço" ou "fogo", é a primeira palavra que abre o segundo capítulo do *Yoga sutra* de *Patañjali* (*Sādhana Pāda*).

LISTA DE
MANTRAS

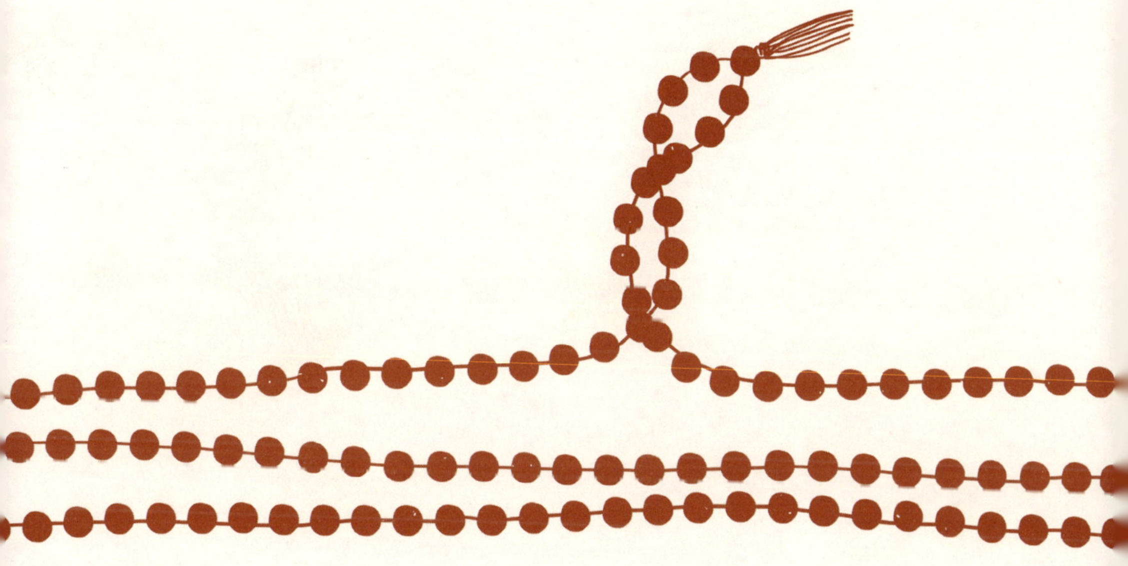

ॐ

Quase sempre, a primeira pergunta que o adepto do yoga faz a propósito da prática dos mantras é: "Como escolher um mantra se não sou hinduísta e não tenho nenhuma afeição especial pelas divindades?".

Já concordamos em que a recitação dos mantras depende muito mais da ciência que do sentimento. No caso do *Mantra yoga*, trata-se verdadeiramente do uso das leis energéticas em lugar das crenças.

As divindades que surgem aos olhos do homem ocidental como um leque de personagens mitológicos são apenas isto: representações, sob formas compreensíveis ao mental humano, dos princípios universais — que poderíamos chamar de "arquétipos".

As divindades não devem ser confundidas com objetos de culto: elas apenas estimulam a concentração em qualidades cujas energias desejamos ativar. Lembremo-nos sempre: os nomes das divindades (ou de seus atributos) geram determinadas vibrações (quando a pronúncia é correta) que suscitam em nós as energias correspondentes.

Por exemplo, quando pronunciamos o nome *Gaṇapati*, o fonema *ga*, que é gutural, trabalha a glote e os obstáculos fundamentais da emissão do som pelo aparelho fonador. Essa é uma das razões pelas quais as invocações de *Gaṇapati*, o "deus de cabeça de elefante", visam à remoção de empecilhos.

É necessário estudar o simbolismo desses arquétipos para entender em profundidade as categorias subjacentes. Pense bem: como invocaríamos a força da gravidade, a abundância das colheitas, o princípio da beleza ou a coragem se não tivéssemos representações concretas? As qualidades e os valores abstratos, caso não estejam ligados a uma forma, podem rapidamente se dissolver em nosso mental. As representações de arquétipos divinos antropomórficos (*Rāma*, *Sarasvatī*, *Śiva*) e zoomórficos (*Hanumān*, *Gaṇeśa*) apresentam, em detalhe, qualidades com as quais conseguimos nos identificar e que podemos incorporar em nossas vidas.

Dito isso, cada divindade — com os variados dons subjacentes à sua representação — é, ao mesmo tempo, *Parabrahma rūpa*, a forma da Consciência primordial.

Todos os arquétipos, que podem parecer "parciais" na essência, possuem estas três características:

acintya: "inverossímil"
avyakta: "não manifesto"
ananta: "sem fim"

Da mesma forma que os milhões de raios solares possuem todas as qualidades do Sol e não estão separados dele, a enorme quantidade de manifestações do mundo material integra a Consciência divina global.

Assim, juntamente com os mantras que invocam divindades/arquétipos personificados, existem mantras da paz, *śānti mantras*, ou mantras abstratos chamados "vedânticos" (segundo os princípios do *Advaita Vedānta*).

Neste capítulo, veremos todo um leque de mantras e outras formas utilizadas para a recitação, como *śloka*, *stotra* (ver p. 98), que aludem a aspectos personificados ou abstratos da Consciência divina.

A ordem dos assuntos/arquétipos apresentados aqui é a utilizada tradicionalmente por mestres indianos há séculos.

1. AUM: SOM UNIVERSAL, ORIGEM DO MUNDO

Mesmo que não se saiba nada a respeito do *Mantra yoga*, o AUM é hoje muito prestigiado entre os yogues no mundo inteiro, ao menos para a abertura e o encerramento das aulas posturais.

Mas quais são os segredos ocultos por trás dessas três letras? Há dezenas de conotações simbólicas. Comecemos pela fisiologia de nosso corpo.

Fisiologia humana e AUM

O som "A" é o que o bebê pronuncia naturalmente ao nascer, o som mais espontâneo e que dá testemunho de abertura e projeção para o mundo. Nosso corpo usa esse som no dia a dia quando, por exemplo, acabamos de entender alguma coisa ("Ahhh!"); ou quando sentimos uma dor repentina ("Aiii!"); ou, ainda, quando ficamos encolerizados e queremos pôr fim a uma situação desagradável, que já não conseguimos suportar ("Haaaaaaa!"). O som "A" vem, sem esforço, das profundezas de nosso corpo.

O "U" está associado a sons persistentes. Por exemplo, a fim de reproduzir o barulho de aviões ou de aparelhos sonoros, as crianças fazem "Uuuu!" ou "U-u-u-u!". Esse som exige colocar os lábios em forma de tubo, o que, de certo modo, proporciona um túnel para a passagem da vibração.

O som "M" é usado de maneira natural por adultos e crianças, consciente e inconscientemente, para exprimir apreciação ou alívio, quase como um suspiro: "Mmmmm!". A sabedoria do corpo nos faz resmungar quando sentimos um desconforto que demora a passar. Durante a Segunda Guerra Mundial, nos hospitais militares, podia-se ouvir um resmungo constante: era a única maneira que os soldados encontravam para aliviar as dores enquanto esperavam os medicamentos e a ajuda dos enfermeiros. Entoamos "Mmmm — mmm — mmm — mmm!" quando nos sentimos pouco à vontade em uma situação. Isso acontece porque o som de "M", devido à posição fechada dos lábios, devolve ao próprio corpo a vibração que ele produz. Essa vibração suaviza o local de onde vem e se desvanece no silêncio.

Simbolismo de AUM

A ciência do yoga insiste em que o microcosmo reflete imperativamente os processos que ocorrem no nível do macrocosmo.

Os ensinamentos de *Saṃkhyā*, nos quais se baseiam o Yoga e o tantra, propõem a seguinte associação desses três sons, com os princípios cósmicos dos três *guṇas*:

A	*rajas*	início, nascimento, ação, projeção
U	*sattva*	manutenção, persistência
M	*tamas*	dissolução, absorção, destruição da ilusão (subentendendo-se mundo impermanente das aparências)

Para ampliar um paralelo mitológico, que não faz referência a *Saṃkhyā*, mas aos diversos *purāṇas*, notadamente *Mārkaṇḍeya purāṇa*, esses três aspectos estão associados a:

A	*Brahmā*	impulso criador (*sṛṣṭi*)
U	*Viṣṇu*	durabilidade, continuidade (*sthiti*)
M	*Śiva*	volta à fonte, ressurreição transformadora (*laya*)

Vimos, no capítulo sobre as origens dos mantras, que o alfabeto sânscrito tem origem divina. A sabedoria e os fundamentos filosóficos se exprimem por intermédio dele.

O som "A" é a primeira vogal do alfabeto sânscrito (*varṇamālā*), enquanto o som "M" é a última consoante. Esse mesmo caminho, da projeção à dissolução, se esboça na própria estrutura do alfabeto sânscrito.

Os nomes de AUM

Auṃkāra svarūpa: esse nome significa literalmente "a forma do AUM que é a da totalidade da manifestação". Ele ressalta o caráter da vibração que oferece a plataforma de existência à Criação inteira. Como a tela que dá ao quadro espaço para pintar, o AUM desenrola o tapete para a existência da diversidade de formas e experiências. Ele é a manifestação do Brahman (Consciência Pura) no mundo material. A aparição de AUM é que provoca a manifestação dos cinco elementos (ver p. 36).

Auṃkāra svarūpa tem também parentesco com os Vedas: é sua semente.

Praṇava mantra: esse nome indica, pela etimologia, que o AUM é portador do *praṇa*, sopro da vida, pulsação do Universo. É sobretudo esse nome que liga o AUM a *Gaṇeś*, mais especificamente a seu ventre. Com frequência, o símbolo gráfico de AUM está associado visualmente ao desenho de *Gaṇeś*, onde o grande anel do AUM aparece como a linha de seu volumoso ventre. Esse ventre não é feito de gordura, mas de *praṇa*! De novo, para voltar à fisiologia humana: é do interior do ventre que extraímos força para falar, cantar e, em geral, emitir todos os sons.

"Tasya vācakaḥ praṇavaḥ", diz *Patañjali* (*Yoga Sūtras*, 1.27). Graças ao canto de AUM, alcançamos *Īśvara* (a Consciência Suprema).

Mantra *Tāraka*: esse nome indica que o AUM tem potencial libertador das trevas e da morte. *Tārakeśvara* é um barqueiro mitológico que acolhe em seu barco as almas no momento de sua dissociação do corpo (o indivíduo) e as conduz para o mundo do além. O mantra AUM é então o poder que ajuda a atravessar o oceano do *saṃsāra* (sequência de mortes e reencarnações). O AUM nos auxilia a superar as dores e as penas da existência para alcançarmos *mokṣa*, a libertação final.

Mantra *Udgītha*: esse nome ressalta o poder que tem AUM de aumentar as energias. Chama-se assim quando é praticado em voz alta, sob a forma de *prāṇāyama*, com respiração profunda e prolongada ao máximo. É o AUM elevado à capacidade respiratória individual máxima do praticante.

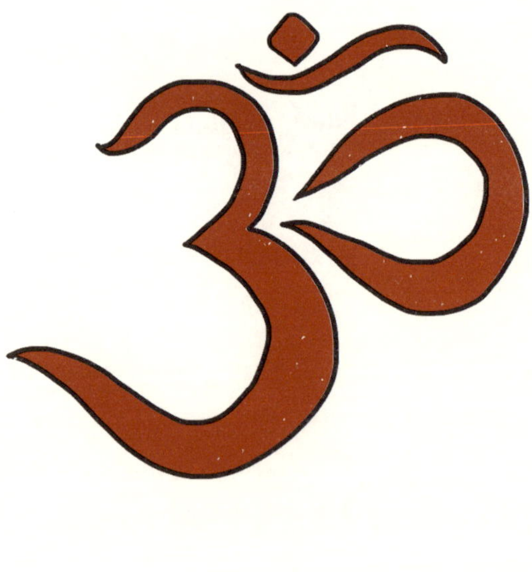

AUM nos *Upaniṣads*
Māṇḍūkya Upaniṣad

Esse *Upaniṣad* é inteiramente dedicado à análise de AUM em seus 12 versículos e estabelece um sistema filosófico em que as 3 letras de AUM e o silêncio estão ligados aos 4 estados de consciência humana.

ESTADO DE CONSCIÊNCIA E LETRA	VERSÍCULO	MĀṆḌŪKYA UPANIṢAD	TRADUÇÃO
A JĀGRAT VAIŚVĀNARA ESTADO DE VIGÍLIA	9	*Jāgarita sthāno vaiśvānaro'kāraḥ prathamā mātrā'pter ādimattvād vā'pnoti ha vai sarvān kāmān ādiś ca bhavati ya evaṁ veda.*	O comum, o universal, *Vaiśvānara*, o estado de vigília, é a primeira letra A, significando o primado da obtenção (dos objetos grosseiros). Na verdade, quem possui esse conhecimento obtém a realização de todos os seus desejos e se torna o primeiro.
U SVAPNA TAIJASA ESTADO ONÍRICO	10	*Svapna sthānas taijasa ukāro dvitīyā mātrotkarṣāt ubhayatvādvo-tkarṣati ha vai jñāna saṁtatiṁ samānaś ca bhavati nāsyābrahma vit kule bhavati ya evaṁ veda.*	O luminoso, *Taijasa*, o estado onírico, é a letra intermediária U, a segunda unidade fonética, o estado mais elevado entre os dois outros. Na verdade, quem possui esse conhecimento coloca bem alto a tradição do saber e é igualmente respeitado pelos dois lados (seus amigos e seus inimigos). Ninguém que não seja um conhecedor de Brahman nasce em sua família.

ESTADO DE CONSCIÊNCIA E LETRA	VERSÍCULO	MĀṆḌŪKYA UPAṆIṢAD	TRADUÇÃO
M SUṢUPTI PRĀJÑA ESTADO DE SONO SEM SONHOS	11	*Suṣupta sthānaḥ prājño makāras tṛtīya mātrā miter apīter vā minoti ha vā idaṁ sarvam apītiś ca bhavati ya evaṁ veda.*	A inteligência amplamente inclusiva, *Prājña*, que permanece em estado de sono profundo, é o som M, a terceira unidade fonética, que assinala a medida de absorção. Na verdade, quem possui esse conhecimento constrói a totalidade deste mundo e, nele, tudo se absorve.
SILÊNCIO TURIYA CATURTHA QUARTO ESTADO TRANSCENDENTAL	12	*Amātraś caturtho'vyavahāryaḥ prapañcopaśamaḥ sivo'dvaita evam auṁkāra ātmaiva, saṁviśaty ātmanā'tmānaṁ ya evaṁ veda ya evaṁ veda.*	O além, *Caturtha*, não tem unidade fonética, é intocável, põe fim à expansão do Universo, é propício e sem segundo. Assim, a sílaba AUM é o Atman. Na verdade, quem possui esse conhecimento vê seu eu individual fundir-se com o Eu Supremo.

***Chāndogya Upaniṣad*, 2.23.3**

Tān abhyatapat, tebhyo'bhitaptebhya Auṁkāra saṁprāsravat, tadyathā śaṅkunā sarvāṇi parṇāni saṃtṛṇṇāny eva Auṃkāreṇa sarvā vāk saṃtṛṇṇ.

Auṁkāra evedaṃ sarvam,

Auṁkāra evedaṃ sarvam.

"Ele [*Prajāpati*] praticou a ascese com elas [as três sílabas]. Daí, surgiu *Auṁkāra*. Assim como as folhas se ligam por sua fibra comum, assim todas as palavras se ligam por *Auṁkāra*, que em verdade é tudo isso."

Muṇḍaka Upaniṣad, 2.2.4
Praṇavo dhanuḥ śāro hyātmā brahma tallakṣyamucyate,
Apramattena veddhavyaṃ śaravattanmayo bhavet.

"A sílaba AUM é o arco, o Sol é a flecha. Brahman é o alvo que deve ser atingido por um homem concentrado, tal como a flecha atinge o alvo."

Taittirīya Upaniṣad, 1.8.1
AUM *iti Brahmā,*
AUM *itīdaṁ sarvam,*
AUM *ityetadanukṛtirha sma vā apyo śrāvayetyāśrāvayanti,*
AUM *iti sāmāni gāyanti,*
AUM *śomiti śastrāṇi śaṁsanti,*
AUM *ityadhvaryuḥ pratigaraṁ pratigṛṇāti,*
AUM *iti Brahmā prasauti,*
AUM *ityagnihotramanujānāti,*
AUM *iti brāhmaṇaḥ pravakṣyannāha Brahmopāpnavānīti,*
Brahmaivopāpnoti.

"AUM é *Brahman,*
AUM é o todo, o Universo,
AUM é o consentimento,
AUM é o início do apelo à invocação;
ouçamos AUM, ele começa a citação,
AUM é cantado com os hinos de *Sāma Veda,*
AUM *śom* é recitado com os textos sagrados,
AUM é utilizado pelo oficiante do ritual da oferenda,
AUM está no começo da Criação de *Brahmā,*

AUM lança a oferenda ao fogo,
AUM encerra a intenção de *brāhmaṇe* de realizar *Brahman*
e, verdadeiramente, alcança *Brahman*."

Maitrī Upaniṣad, 6.3 e 6.22

Duas são as concepções de *Brahman*: o *Brahman* encarnado e o não encarnado. O *Brahman* encarnado não é sua essência verdadeira, enquanto o *Brahman* não encarnado é a Verdade, a Luz, o Sol; e o AUM é seu Si Mesmo. Ele se divide em três medidas *mātras* A-U-M. Por elas é que o mundo é tecido, entrelaçado sobre o *Brahman*. O AUM é o Sol. Recomenda-se meditar sobre o Sol enquanto AUM para se unir a Ele.

O *Maitrī Upaniṣad* continua mais adiante (6.22): "Existem, na verdade, dois *Brahman* sobre os quais meditamos: o *Brahman* sonoro e o não sonoro. O não sonoro é revelado pelo *Brahman* sonoro. Aqui, o som é a sílaba AUM. Erguendo-nos pelo som, chegamos ao *Brahman* não sonoro. Então, se diz: aí está a via, aí está a imortalidade, aí está a absorção no Supremo, aí está a realização. Assim como uma aranha se eleva com a ajuda de um fio para chegar a um espaço livre, assim aquele que medita se eleva com a ajuda da sílaba AUM para chegar à liberdade".

Outros expõem de maneira diferente a natureza do *Brahman* sonoro: bloqueando os ouvidos com os polegares, eles ouvem seu som no interior do espaço do coração. Esse som percorre sete sonoridades:

— som de um regato;
— som de um sino;
— som de um vaso de cobre;
— som de uma roda;
— som do coaxar de um sapo;

— som da chuva;

— som da palavra em recinto fechado.

Para além desse som diferentemente caracterizado, qualquer outro desaparece, imerso no Supremo *Brahman* sem atributo sonoro, não manifestado. Todos esses sons, desprovidos de características, não podem ser distinguidos, assim como os diversos sucos que se transformam no mesmo mel. Por isso se disse: dois Brahman devem ser conhecidos, o *Brahman-Som* e o *Brahman-Supremo*. Quem conhece o *Brahman-Som* alcança o *Brahman-Supremo*!

O AUM no *Bhagavad-Gītā*

O texto espiritual que contém a essência dos ensinamentos de *Sanātana Dharma* ao longo de seus múltiplos yogas cita o AUM diversas vezes. *Kṛṣṇa* desvenda para Arjuna os segredos do AUM e diz:

Raso'ham apsu Kaunteya
Prabhāsmi śaśi sūryayoḥ
Praṇavaḥ sarva vedeṣu
Śabdaḥ khe pauruṣaṁ nṛiṣu
(*Bhagavad-Gītā*, 7.8)

"Eu sou o líquido na água, ó Kaunteya,
Eu sou o esplendor na Lua e no Sol,
Eu sou a sílaba AUM nos Vedas,
O som no espaço, a humanidade do homem."

AUM ityekākṣaraṁ Brahma
Vyāharan mām anusmaran

Yaḥ prayāti tyajan dehaṁ
Sa yāti paramāṁ gatim
(*Bhagavad-Gītā,* 8,13)

"Pronunciando a sílaba única AUM,
Que é o próprio Brahman,
Aquele que se lembra de Mim abandonando seu corpo
Alcança desse modo o objetivo supremo."

Maharṣīṇāṁ Bhṛgur ahaṁ
Girām asmyekam akṣaram
Yajñānāṁ japa yajño'smi
Sthāvarāṇāṁ Himālayaḥ
(*Bhagavad-Gītā,* 10.25)

"Entre os grandes sábios, Eu sou Bhṛigu,
Entre as palavras, Eu sou a sílaba única AUM,
Entre os sacrifícios, Eu sou o sacrifício do *japa,*
Entre as montanhas, Eu sou o Himalaia."

Hari AUM

Na maior parte dos *ashrams* tradicionais da Índia, não ouvimos o famoso *namastê* como saudação e sim o *Hari AUM.* Ainda que a atitude de respeito e a conexão com o coração estejam presentes nas duas fórmulas, *Hari AUM* é a lembrança constante de que o Divino se encarna sempre e por toda parte, por meio da vibração. Como, segundo a visão de *Sanātana Dharmā,* a Criação inteira é apenas a diversidade das vibrações (das mais densas, que formam a matéria, até as mais sutis, como as das ideias), a saudação com *Hari AUM* implanta o hábito de perceber a Consciência em todas as coisas.

Prática de AUM *japa*

A recitação do mantra AUM é, ao mesmo tempo, a prática mais simples e a mais absorvente. Para permanecer concentrado, você deve fazer uso de *japa mālā* ("rosário"). AUM é um mantra curto e não constitui nenhum desafio à concentração, mas convém recorrer ao *mālā* de 108 contas para evitar que o mental se distraia.

A recitação pode ser feita rapidamente ou estender-se pela duração da expiração, mentalmente ou em voz alta, dependendo do nível de prática e do tempo disponível.

O mais importante, nessa prática, é não entoar AUM com o aparelho fonador, mas extraí-lo das entranhas e permanecer concentrado na vibração do corpo inteiro em uma posição imóvel.

Faça a vibração nascer do ventre (a região do umbigo) e leve-a até o alto da cabeça para cada pronúncia.

Os sons A-U-M não devem ser separados muito distintamente, mas escoar como um rio que chega às grandes águas do oceano e fundir-se um no outro.

O *Mārkaṇḍeya Purāṇa* (século III) dá as seguintes medidas:

A: o que se manifesta; é cantado durante 1 medida
U: o que não se manifesta; é cantado durante 2 medidas
M: o poder da consciência; é cantado durante 3 medidas
Silêncio: o estado supremo; dura ½ medida

Mārkaṇḍeya Purāṇa, 39.13

Uma meia medida se situa além dessas três medidas e é conhecida como *gāndhāra*. Quando entoada, desperta uma sensação de formigamento no interior da cabeça.

Entretanto, para as práticas meditativas, também podemos entoar o AUM sem levar em conta as razões, apenas nos absorvendo no som sem refletir e contando as medidas.

Praticar a rotação da consciência sobre 61 pontos com AUM

Esta prática pode parecer semelhante ao yoga *nidrā* segundo seu protocolo, mas o trabalho é aí mais profundo, é um trabalho de purificação pela vibração. As duas abordagens são igualmente eficazes: tanto a vibração audível quanto a vibração mais sutil, criada pela recitação mental.

Os 61 pontos dados em uma ordem precisa se originam do *Vāsiṣṭha Saṁhitā* (texto do século XIII), reelaborado no século XX por Swami Kuvalayananda e Swami Rāma.

A rotação pode ser feita:

— com a pessoa sentada, de pernas cruzadas na postura de *Sukhāsana* ou meio-lótus na de *Ardha padmāsana*, com a coluna vertebral ereta;

— com a pessoa deitada de costas na postura alongada de *Śavāsana*;

— com o canto de AUM prolongado em voz alta em cada ponto (15-20 minutos ao todo);

— com a pronúncia mental curta de AUM em cada ponto (5 minutos ao todo).

Todas as combinações são possíveis.

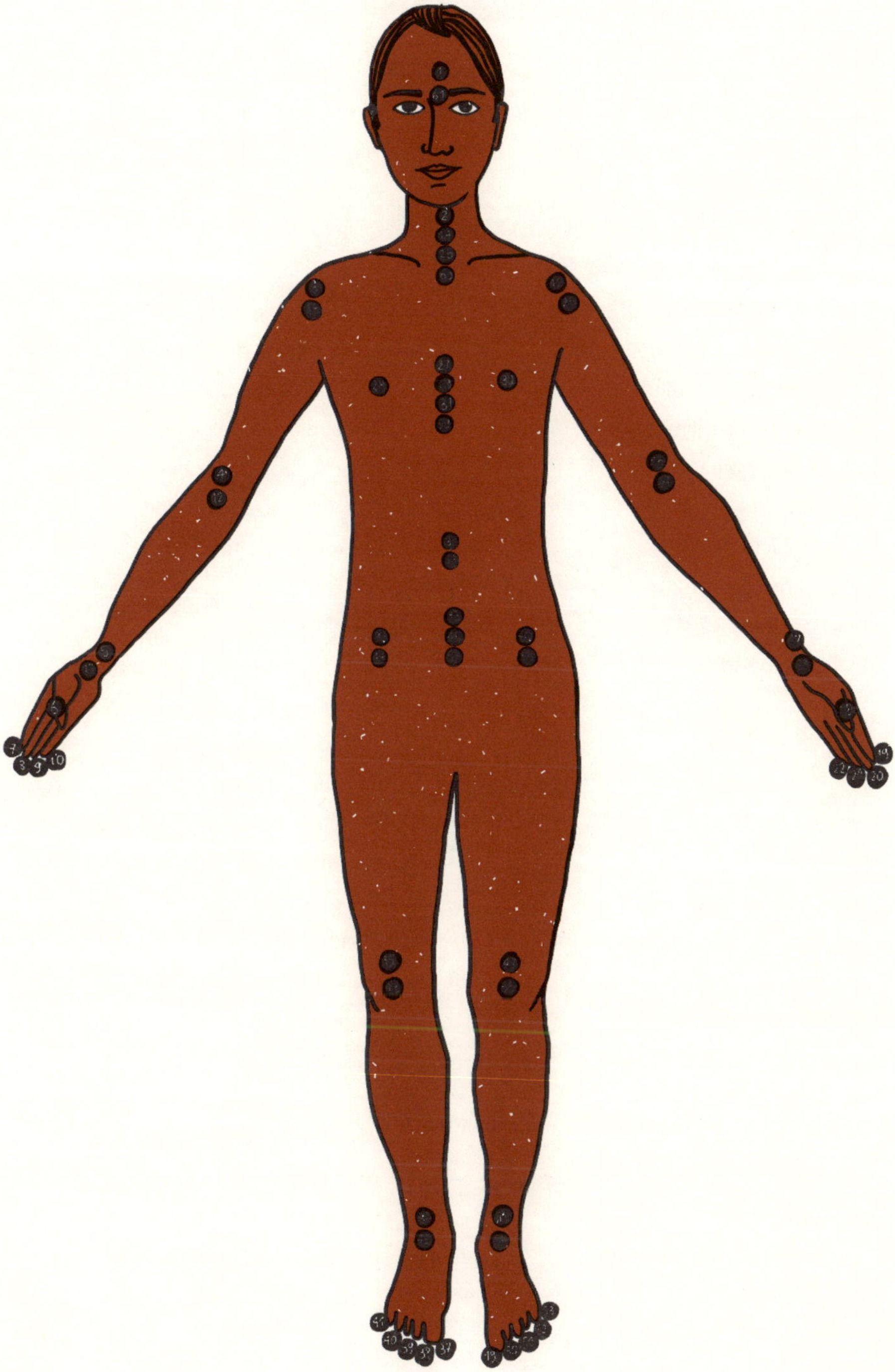

Eis a ordem dos 61 pontos:

1. Ponto entre as duas sobrancelhas	31. Centro do tórax
2. Garganta	32. Umbigo
3. Ombro direito	33. Ponto entre o umbigo e o púbis
4. Cotovelo direito	34. Quadril direito
5. Pulso direito	35. Joelho direito
6. Polegar direito	36. Tornozelo direito
7. Dedo indicador direito	37. Dedo grande do pé direito
8. Dedo médio direito	38. Segundo dedo do pé direito
9. Dedo anular direito	39. Terceiro dedo do pé direito
10. Orelha direita	40. Quarto dedo do pé direito
11. Pulso direito	41. Quinto dedo do pé direito
12. Cotovelo direito	42. Tornozelo direito
13. Ombro direito	43. Joelho direito
14. Garganta	44. Quadril direito
15. Ombro esquerdo	45. Ponto entre o umbigo e o púbis
16. Cotovelo esquerdo	46. Quadril esquerdo
17. Pulso esquerdo	47. Joelho esquerdo
18. Polegar esquerdo	48. Tornozelo esquerdo
19. Dedo indicador esquerdo	49. Dedo grande do pé esquerdo
20. Dedo médio esquerdo	50. Segundo dedo do pé esquerdo
21. Dedo anular esquerdo	51. Terceiro dedo do pé esquerdo
22. Orelha esquerda	52. Quarto dedo do pé esquerdo
23. Pulso esquerdo	53. Quinto dedo do pé esquerdo
24. Cotovelo esquerdo	54. Tornozelo esquerdo
25. Ombro esquerdo	55. Joelho esquerdo
26. Garganta	56. Quadril esquerdo
27. Centro do tórax	57. Ponto entre o umbigo e o púbis
28. Lado direito do peito (seio direito)	58. Umbigo
29. Centro do tórax	59. Centro do tórax
30. Lado esquerdo do peito (seio esquerdo)	60. Garganta
	61. Ponto entre as duas sobrancelhas

Como praticar Mudrās Nādānusandhāna com AUM

Nādānusandhāna é uma técnica que, inicialmente, orientava uma meditação sobre o som interior nos textos de *Haṭha yoga* clássicos (como *Amauraugha Prabodha, Haṭha pradīpikā, Śiva saṃhitā*). Na época, não se tratava do som audível produzido por instrumentos ou pelo canto. No século XX, uma versão mais acessível foi desenvolvida pela Escola de Yoga de Bihar e por Svāmī Satyānanda Sarasvatī. Essa prática consiste em cantar em voz alta as sonoridades A-U-M separadas e em seguida juntas, com quatro gestos de mão diferentes.

Ao contrário da prática precedente, *Mudrās Nādānusandhāna* exige a posição sentada, com a coluna ereta.

Etapa 1:

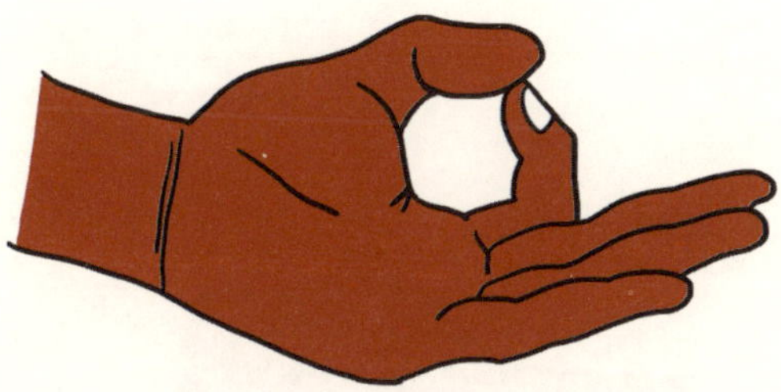

A-kāra pela duração da expiração.

Jñāna mudrā ou *Cin mudrā*: com as mãos voltadas para cima sobre os joelhos, una o polegar e o indicador, deixando os outros três dedos esticados.

Observação da vibração no abdômen.

3/4/5/9/10 ciclos sucessivos.

Etapa 2:

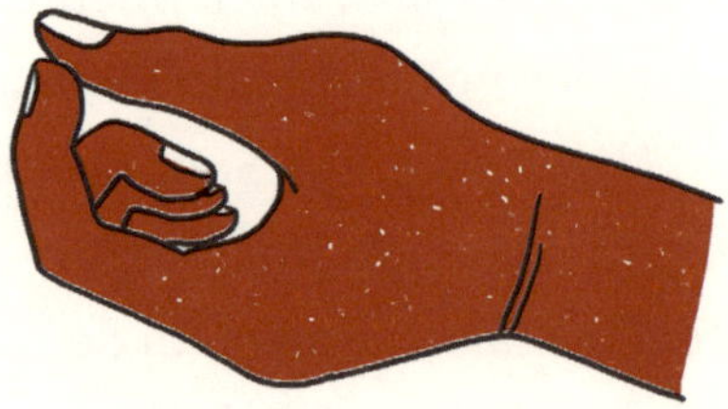

U-kāra pela duração da expiração.

Cinmaya mudrā: com as mãos voltadas para cima sobre os joelhos, una o polegar e o indicador, mantendo os outros três dedos encurvados.

Observação da vibração no tórax.

3/4/5/9/10 ciclos sucessivos.

Etapa 3:

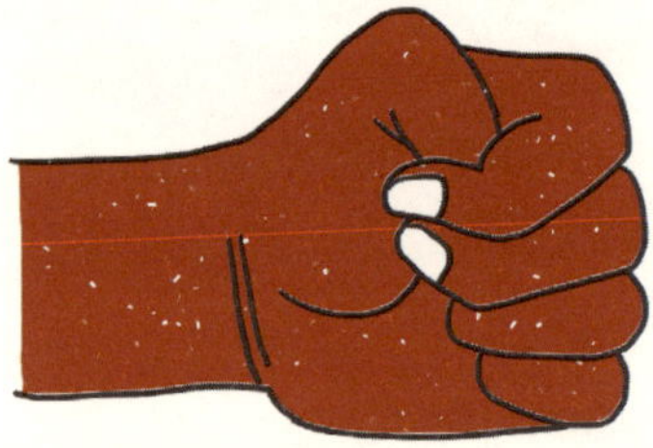

M-kāra pela duração da expiração.

Ādi mudrā: com as mãos sobre os joelhos, envolva o polegar pelos outros quatro dedos.

Observação da vibração na cabeça.

3/4/5/9/10 ciclos sucessivos.

Etapa 4:

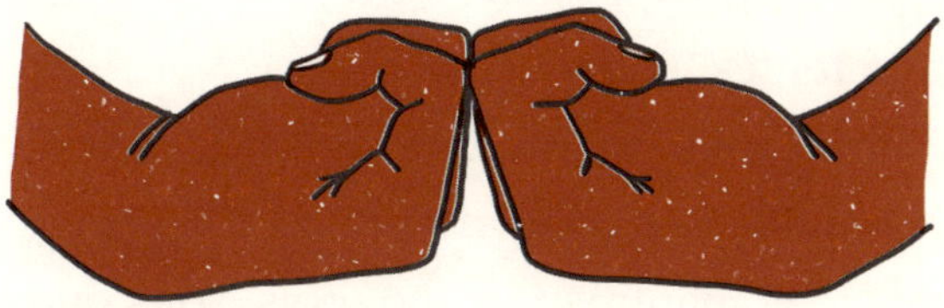

Aum-kāra pela duração da expiração.

Brahmā mudrā: com as mãos pousadas no baixo-ventre e tocando-se levemente, envolva o polegar pelos outros quatro dedos.

Observação da vibração na cabeça.

3/4/5/9/10 ciclos sucessivos.

Depois de concluir a última etapa sonora, permaneça imóvel e continue produzindo a vibração de AUM, mas internamente, cantando mentalmente durante pelo menos 3 minutos (por até 30 minutos).

Ao longo dessas quatro etapas, o praticante percorre do estado mais exteriorizado ao estado mais interiorizado. Essa técnica é excelente para dar início à meditação.

Se você quiser — ou precisar — praticar deitado, poderá percorrer todas as etapas, mas sem os *mudrās*, apenas com a emissão sonora. Essa variante não conduz ao aumento da energia e ao reforço da concentração (como ocorre quando se segue o protocolo com os *mudrās*), mas produz um efeito calmante sobre as células e a mente. É uma variante de *Nādānusandhāna* muito benéfica para o sistema nervoso como um todo e ajuda a amenizar os problemas de insônia. As duas variantes dessa prática também podem promover consideravelmente a harmonização do sistema endócrino.

2. MANTRAS SEMINAIS: *BĪJA* TÂNTRICOS

Quando falamos do princípio dos mantras *bīja*, referimo-nos antes de tudo a práticas e fontes tântricas.

Bīja é um termo em sânscrito que significa "grão" ou "semente", isto é, a forma arquivada e comprimida de uma energia, o potencial de um fenômeno. Os mantras *bīja* são, pois, sons que combinam fonemas (vogais e consoantes do alfabeto sânscrito) para formar uma sílaba breve, diferentemente dos mantras védicos e sem o significado descritivo. Podemos captar a ideia ou o tema de um mantra *bīja*, mas não há tradução literal. A primeira função dos mantras *bīja* é, com efeito, energética e nada tem a ver com a transmissão do sentido do que está sendo dito. Por exemplo, *Gaṁ* é o mantra *bīja* de *Gaṇeśa*.

Dado que as sonoridades do sânscrito são relativas aos *cakras*, os centros energéticos (ver pp. 139-141), ao pronunciá-las nos conectamos progressivamente com as forças cósmicas relacionadas. O potencial de um mantra seminal se "descomprime", se desdobra e se ativa com a recitação e graças à iniciação. As recitações repetidas podem ser feitas com um só mantra *bīja* ou organizadas em sequências que comportem até 64 sílabas.

Vale acrescentar que os mantras *bīja* são cantados há séculos por linhagens prestigiosas de yogues. Esses sons seminais estão carregados de uma vibração sagrada poderosa, que favorece a cura nos planos físico e emocional, além da transformação espiritual.

Podemos distinguir três categorias de mantras seminais:

1. Mantas *bīja* dos cinco elementos.
2. *Mātṛkāśaktis*: mantras silábicos das forças cósmicas.
3. Diversos mantras *bīja* isolados.

1. Mantras *bīja* dos cinco elementos

BĪJA	BHŪTA ELEMENTO	CAKRA CENTRO ENERGÉTICO	TANMATRA POTENCIAL DO ELEMENTO	JÑĀNENDRIYA ÓRGÃO DE PERCEPÇÃO	KARMENDRIYA ÓRGÃO DE AÇÃO	TENDÊNCIA
Laṁ	Terra	*Mūlādhāra*	Odor	Nariz	Ânus	Inércia, suavidade
Vaṁ	Água	*Svādhiṣṭāna*	Sabor	Língua	Genitais	Fluidez, penetração
Raṁ	Fogo	*Maṇipūra*	Forma	Olhos	Pés	Calor, fricção, transformação
Yaṁ	Ar	*Anāhata*	Concretude	Pele	Mãos	Movimento, motivação
Haṁ	Éter	*Viśuddha*	Som	Ouvidos	Boca, laringe	Expressão, difusão

Vale notar que esses *bījas* são formados pelas quatro letras semivogais (conforme a classificação sânscrita) *La, Va, Ra e Ya,* que são sonoridades intermediárias entre as vogais e as consoantes. As semivogais são percebidas no Tantra como frequências que fazem a ponte entre a matéria e a Consciência. Assim, seu poder consiste em permitir que a Consciência se manifeste por intermédio dos cinco elementos e, inversamente, em ajudar a energia que anima os cinco elementos a perder seus invólucros físicos para chegar à Consciência.

A sibilante *Ha* é talvez a sonoridade mais utilizada na língua sânscrita e no *Mantra yoga,* e desperta a energia da *kuṇḍalinī.* De resto, essa letra, em devanagari*, tem a forma de uma serpente que se sustenta sobre a cauda.

As combinações das sonoridades relativas aos cinco elementos serão feitas nos mantras *bījas* mais complexos, em que umas coincidirão com as outras; por exemplo, *Hlīṁ,* onde:

— *Ha* ativa o éter;
— *La* ativa a água;
— *Ī* ativa a motivação e a concentração.

Essa combinação gera o efeito de "enchimento de um lago", onde o espaço é ocupado por água — o que favorece a concentração.

2. *Mātṛkāśaktis*: os mantras silábicos das forças cósmicas

Mātṛkāśaktis significa, literalmente, "matrizes" ou "mães dos poderes". De fato, as sementes dos grandes princípios é que asseguram o

* Alfassilabário (conjunto de sinais) utilizado para representar os fonemas do sânscrito, do hindi, entre outras línguas da Índia. (N. do T.)

funcionamento do mundo manifestado. Vamos encontrá-las mais adiante, nos mantras das divindades; entretanto, como já explicamos, esses *bījas* existem igualmente para além de formas e atributos, para além de histórias mitológicas e personagens divinos.

Aiṁ

POTENCIAIS E EFEITOS	VÍNCULOS COM OS ARQUÉTIPOS DIVINOS	VÍNCULOS COM AS PARTES DO CORPO	HARMONIZA A ENERGIA DOS PLANETAS
Complementaridade/esposa de AUM. Aumenta a concentração, a inteligência e a motivação. Favorece a compreensão, a reflexão, a elocução, a expressão cantada e falada. Reforça a capacidade de aprendizagem e de imaginação criativa.	*Ādi Śakti Sarasvatī*	Cordas vocais, garganta, voz, ouvido	Mercúrio, Lua

Hrīṁ

POTENCIAIS E EFEITOS	VÍNCULOS COM OS ARQUÉTIPOS DIVINOS	VÍNCULOS COM AS PARTES DO CORPO	HARMONIZA A ENERGIA DOS PLANETAS
Poder, magia cativante, reforço interior. Porta de entrada espiritual: dá acesso ao coração a toda energia com a qual nos associamos. Três forças criam a sinergia: sopro vital, luz universal, concentração.	*Pārvatī*	Coração, peito, circulação sanguínea e energética	Sol

Śrīṁ

POTENCIAIS E EFEITOS	VÍNCULOS COM OS ARQUÉTIPOS DIVINOS	VÍNCULOS COM AS PARTES DO CORPO	HARMONIZA A ENERGIA DOS PLANETAS
Traz prosperidade e abundância. Facilita o "desapego". Aumenta a devoção e a fé. Estimula a alegria interior e a doçura; acalma e refreia as emoções violentas.	*Lakṣmī* *Rāma*	Coração, tórax, circulação linfática e energética, brilho da pele	Lua, Vênus, Júpiter

Hlīṁ

POTENCIAIS E EFEITOS	VÍNCULOS COM OS ARQUÉTIPOS DIVINOS	VÍNCULOS COM AS PARTES DO CORPO	HARMONIZA A ENERGIA DOS PLANETAS
Mantém as reservas energéticas. Neutraliza, suaviza e destrói as negatividades ou irritações acumuladas. Protege das energias destrutivas oriundas do exterior. Torna mais lenta a circulação energética e mental, permitindo que se inicie a prática de *prāṇāyāma* e a meditação.	*Bagalāmukhi* *Pārvatī*	Órgãos dos sentidos	Saturno, *Rāhu*, Marte

Krīṁ

POTENCIAIS E EFEITOS	VÍNCULOS COM OS ARQUÉTIPOS DIVINOS	VÍNCULOS COM AS PARTES DO CORPO	HARMONIZA A ENERGIA DOS PLANETAS
Ativa a energia em seu estado inicial, bruto. Flecha de fogo que ativa e estimula. Impele à ação, combate a apatia, a depressão e a preguiça. Transforma a vida e, por último, faz avançar a *sādhana* yóguica.	*Kālī*	Sistema nervoso, coração, fígado	Marte

Klīṁ

POTENCIAIS E EFEITOS	VÍNCULOS COM OS ARQUÉTIPOS DIVINOS	VÍNCULOS COM AS PARTES DO CORPO	HARMONIZA A ENERGIA DOS PLANETAS
Atrai e imanta o que está associado a esse som. Ativa o poder de atração. Aumenta a devoção e a fé. Impele a realizar os verdadeiros anseios, a vocação individual. Aumenta a vontade de partilhar e de nutrir outras pessoas.	*Kṛṣṇa Sundarī*	Pele, sistema reprodutor, lactação, sistema linfático, sistema imunológico	Lua, Vênus

Strīṁ

POTENCIAIS E EFEITOS	VÍNCULOS COM OS ARQUÉTIPOS DIVINOS	VÍNCULOS COM AS PARTES DO CORPO	HARMONIZA A ENERGIA DOS PLANETAS
Assegura a expansão energética vertical, horizontal ou espiralada; a difusão, a elevação e a estabilidade que permitem a passagem de um nível a outro. Favorece a concepção de filhos.	*Durgā-Tārā* (não confundir com *Tārā* budista)	Sistema reprodutor, ossos e esqueleto	Júpiter

Hūṁ

POTENCIAIS E EFEITOS	VÍNCULOS COM OS ARQUÉTIPOS DIVINOS	VÍNCULOS COM AS PARTES DO CORPO	HARMONIZA A ENERGIA DOS PLANETAS
Ativação de todas as formas de fogo: transformação kármica, força digestiva, poder da visão, fogo mental protetor e aquele que favorece a compreensão e a memória. Pode ser orientado para a destruição das negatividades, sobretudo a cólera e a cobiça.	*Śiva* *Durgā* *Kālī*	Sistema digestório, sistema imunológico	Sol, Marte, *Ketu*

Hauṁ

POTENCIAIS E EFEITOS	VÍNCULOS COM OS ARQUÉTIPOS DIVINOS	VÍNCULOS COM AS PARTES DO CORPO	HARMONIZA A ENERGIA DOS PLANETAS
Retoma e reativa a energia vital, mesmo quando a vida está em perigo. Permite ampliar a consciência e a visão de mundo, abre espaço aos pensamentos e ideias.	*Śiva*	Sistema nervoso	

Sauṁ

POTENCIAIS E EFEITOS	VÍNCULOS COM OS ARQUÉTIPOS DIVINOS	VÍNCULOS COM AS PARTES DO CORPO	HARMONIZA A ENERGIA DOS PLANETAS
Suaviza, acalma, tranquiliza o *prāṇa* e o mental. Instala uma atmosfera de contemplação e introspecção.	*Śakti* *Soma*	Sistema nervoso	Lua

Duṁ

POTENCIAIS E EFEITOS	VÍNCULOS COM OS ARQUÉTIPOS DIVINOS	VÍNCULOS COM AS PARTES DO CORPO	HARMONIZA A ENERGIA DOS PLANETAS
Uma arma sutil. Os elementos do Fogo e da Terra se unem em poder. Destrói barreiras e negatividades. Ajuda a suportar o luto e as angústias. Assegura o autocontrole e a disciplina.	*Durgā*	Sistema digestório	Sol

Īṁ

POTENCIAIS E EFEITOS	VÍNCULOS COM OS ARQUÉTIPOS DIVINOS	VÍNCULOS COM AS PARTES DO CORPO	HARMONIZA A ENERGIA DOS PLANETAS
Ponto central de *Śri Yantra*, o *bindu*. Olho onipresente. Ilumina, aponta o caminho, ajuda a tomar decisões. Ativa a visão espiritual e a saúde dos olhos físicos. Assegura o discernimento.	*Devī*	Olhos	

Diversos mantras *Bīja* isolados

Mā

POTENCIAIS E EFEITOS	VÍNCULOS COM OS ARQUÉTIPOS DIVINOS
Traz doçura e energia maternas, o sentimento de ser amado e poder oferecer o amor sem espera de recompensa. Aumenta a devoção, abre o coração e permite sentir a essência espiritual que é o amor incondicional.	*Devī*

Kṣrauṁ

POTENCIAIS E EFEITOS	VÍNCULOS COM OS ARQUÉTIPOS DIVINOS
Ajuda a eliminar o *tamas*: depressão, angústia, negatividade.	*Narasiṃha*

Gaṁ

POTENCIAIS E EFEITOS	VÍNCULOS COM OS ARQUÉTIPOS DIVINOS
O poder de uma semente que germina e perfura a terra, de um elefante que percorre a savana e abre uma nova passagem. Promove o despertar da energia adormecida. Assegura um começo dinâmico e poderoso. Impele à ação, combate a procrastinação.	*Gaṇeśa*

Glauṁ

POTENCIAIS E EFEITOS	VÍNCULOS COM OS ARQUÉTIPOS DIVINOS
Faculta o potencial de fazer qualquer coisa sem esforço. Harmoniza, estabiliza, reforça a ancoragem. Elimina os medos.	*Gaṇeśa*

Phaṭ

POTENCIAIS E EFEITOS	VÍNCULOS COM OS ARQUÉTIPOS DIVINOS
Ativa o círculo protetor em um espaço ou ao redor da pessoa. Permite afastar o inimigo. É também a vibração do "sem dúvida" e do "sem adiamento".	*Agni*

Svāḥ

POTENCIAIS E EFEITOS	VÍNCULOS COM OS ARQUÉTIPOS DIVINOS
Multiplicador energético repetido após os mantras durante as *yajñás* — cerimônias em volta do fogo sagrado. Essa sonoridade é considerada a esposa de *Agni*.	*Agni*

Jum

POTENCIAIS E EFEITOS
Garante a cura e a reparação imediatas. Ativa a velocidade do poder regenerador do corpo e do psiquismo. Acelera e multiplica as outras energias com as quais se associa.

Jaya ou Jai

POTENCIAIS E EFEITOS
Afirmação da vitória, da glória. Reconhecimento de um milagre ou simplesmente a expressão da alegria espiritual.

Namaḥ

POTENCIAIS E EFEITOS
Reverência espiritual, equivalente de *namaskaram*. Reconhecimento da grandeza do divino, de suas formas ou qualidades: "Eu saúdo", "Eu reverencio", "Eu me prostro".

3. *GAṆEŚA*: ANCORAGEM, CONFIANÇA, SUPERAÇÃO DE OBSTÁCULOS, IMPULSO INICIAL, TRANSIÇÃO

Tanto no caminho material quanto no espiritual, duas coisas são necessárias para seguir adiante: a força para avançar e a capacidade de ver, evitar ou superar os obstáculos que aparecem.

Segundo o sistema de *Sanātana Dharma*, nada acontece sem o despertar da energia de *Gaṇeśa* graças a diferentes formas de invocação. *Gaṇeśa* dá suas bênçãos, quer para os projetos da vida cotidiana, quer para os começos em grande escala.

Gaṇa significa, literalmente, "grupo". Trata-se, principalmente, de grupos de diferentes frequências vibratórias que constituem a diversidade energética e material. De maneira simbólica, podemos chamá-los de "divindades". *Gaṇeś* é o controlador de toda a diversidade vibratória do Universo, criada pelos *gaṇas*.

Gaṇeśa é também o arquétipo da força primordial: imagine um elefante bravio atravessando a savana! Ele abre caminho e nada pode detê-lo. O passo pesado de *Gaṇeś* é a nossa confiança e o nosso relacionamento sadio, harmonioso com a terra, a Mãe Natureza. Ele é forte, mas não inspira medo: é muitíssimo benevolente. Na Índia, vemos criancinhas diante de elefantes de vários metros de altura sem demonstrar medo, ao contrário, acariciando-os com ternura.

Um outro aspecto de *Gaṇeśa* é sua capacidade de garantir as transições e passagens. Como é invocado e convocado a cada novo começo, suas representações estão sempre presentes nas entradas ou portas das casas e templos, mas também nos pulsos e no pescoço do corpo humano, como decoração ou joia.

Gaṇeśa também é associado à sabedoria, à reflexão, à distinção entre o que é passageiro e o que é eterno, ao estudo das Escrituras e à astrologia védica. Foi *Gaṇeśa* quem redigiu o grande poema épico

Mahābhārata, ditado pelo sábio Veda Vyāsa. É ele quem controla os nove planetas de *Jyotiṣa śāstra* e que deve ser despertado antes de toda ação astrológica. *Gaṇeśa* é o yogue perfeito que representa as qualidades de um pesquisador espiritual exemplar e disciplinado.

Estudando seu simbolismo, decodificamos todo um leque de ensinamentos espirituais que devemos aplicar em nossas vidas e que não são meras imagens exteriores.

Perfil "social" e arquetípico de *Gaṇeśa*

1. Pais: *Śiva* (Consciência) e *Pārvatī* (matéria)
2. Associado a: *Buddhi* (intelecto) e *Siddhi* (talentos, poderes, realizações)
3. Centro energético: *Mūlādhāra*, primeiro *cakra*
4. Elemento: Terra
5. Outros nomes:

GAṆEŚA	Controlador dos *gaṇas*, grupos de diferentes frequências vibratórias
GAṆAPATI	
GAṆANĀTHA	
VINĀYAKA	Aquele que remove obstáculos
VIGHNARĀJA	Rei dos obstáculos
EKADANTA	Aquele que só tem uma defesa
VAKRATUṆḌA	Aquele que tem a tromba curvada
VARADA	Aquele que abençoa
AUMKĀRA SVARŪPA	Encarnação do som AUM

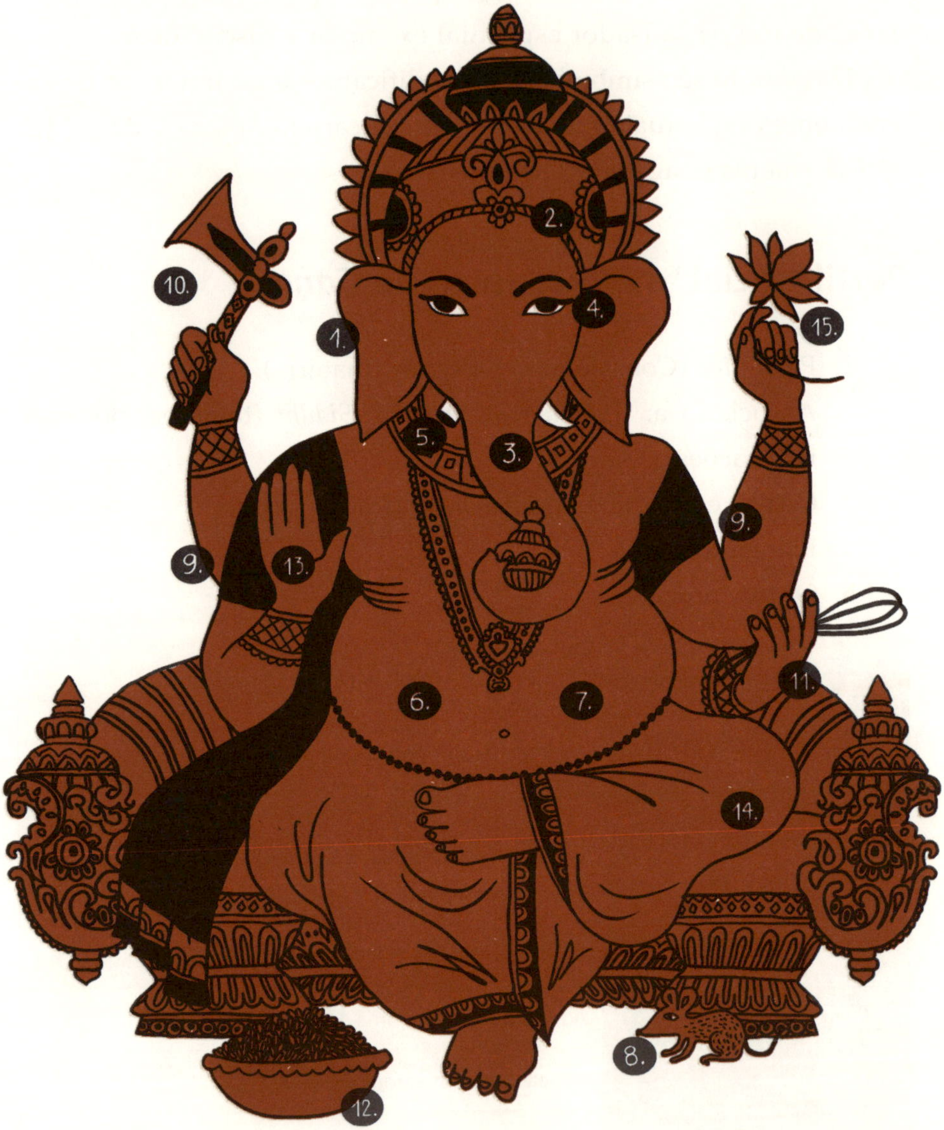
1.
2.
3.
4.
5.
6.
7.
8.
9.
9.
10.
11.
12.
13.
14.
15.

1. Grandes orelhas: *śravana* — escuta, ensinamentos espirituais e conselhos de sabedoria (primeira etapa de *Jñana yoga*).
2. Grande cabeça: *manana* — reflexão, segunda etapa de *Jñana yoga*; *buddhi*: inteligência baseada na intuição e não nos cinco sentidos.
3. Tromba: *viveka* — discernimento, capacidade de distinguir entre o efêmero e o essencial; adaptabilidade: a tromba do elefante pode arrancar tanto uma árvore quanto uma folha de grama.
4. Olhos com uma perspectiva de ambos os lados do corpo: visão ampla do mundo.
5. Presa quebrada: *ekadanta* — capacidade de ultrapassar a dualidade; atributo do escriba.
6. Ventre volumoso: força energética utilizada para qualquer expressão cantada ou falada; o mantra *praṇava* AUM está no ventre de *Gaṇeśa*.
7. Bom apetite: possibilidade de digerir as experiências agradáveis ou dolorosas enquanto se permanece em estado de tranquilidade.
8. Transporta o rato: *mūṣakavāhana* — a ânsia de prazeres, quando dominada, torna-se a energia que garante o avanço e pode passar pelos menores orifícios; de outra forma, rói o tempo da vida.
9. Quatro braços: *antaḥkaraṇa* — quatro instrumentos interiores: *buddhi* (intelecto), *manas* (mental), *chitta* (memória) e *ahaṃkāra* (ego), que colaboram harmonicamente.
10. Machadinha: *ankus* — força que corta os laços materiais.
11. Corda: *pāśa* — força que mantém a pessoa no caminho espiritual.
12. Tigela de arroz: *modaka* — recompensa para os esforços que ele concede aos aspirantes espirituais sinceros.
13. Gesto de ausência de medo: *abhayamudrā* — bênção dada aos aspirantes espirituais sinceros.
14. Uma perna dobrada: o mental *manas* se dobra a serviço do intelecto (*buddhi*).
15. Flor de lótus: *padma* — a essência espiritual que é a origem de toda a Criação, que permanece pura e bela em meio à lama.

Ao mesmo tempo, por trás desses símbolos, o que se mantém é o princípio do Divino sem forma.

Neste belo *stotra*, Ādi Śaṅkarācārya enumera os aspectos vedânticos do Divino que *Gaṇeś* encarna:

Ajaṃ nirvikalpaṃ nirākāraṃ ekaṃ,
Nirānandaṃ ānandaṃ advaita purnaṃ.
Paraṃ nirgunaṃ nirviśeṣaṃ nireehaṃ,
Parabrahma rūpaṃ Ganeśaṃ bhajema.

"Não nascido, sem atributos, sem forma, não mutável,
Aquele que está além da beatitude, mas de beatitude repleto,
Que é a plenitude da não dualidade,
Supremo sem atributos e sem diferença, que está além dos desejos,
Suprema Fonte representada por meio da forma de *Gaṇeśa*, eu te admiro!"

Mantras e ślokas de Gaṇeśa

MANTRA GAṆEŚA BĪJA

(Ref.: *Gaṇapati Arthavaśīrṣa*)

AUM Gaṁ Gaṇapataye namaḥ

"Homenagem à energia que governa todos os grupos de seres divinos (as frequências vibratórias)."

GAṆĀNĀM TVĀ

(Ref.: *Ṛig-Veda*, 2.23.1)

AUM
Gaṇānām tvā Gaṇapati gum havāmahe,
Kavim havīnām upamaśra vastamam.
Jyeṣṭharājam brahmaṇām brahmaṇaspata ā naḥ
Śṛṇvannū tibhi ssīda sādanam
Mahā Gaṇapataye namaḥ.

"Vem, Mestre do pacto espiritual,
Tu que és o sábio entre os sábios,
Tu que dás o admirável exemplo da compaixão,
Tu que és o Mestre dos mantras védicos, ouve nossa invocação.
Entra em nossa casa com a prosperidade
E fica aqui."

MANTRA GAṆAPATHI GĀYATRĪ

(Ref.: *Gaṇapati Arthavaśīrṣa*)

AUM
Ekadantāya vidmahe,
Vakratuṇḍāya dhīmahi,
Tanno dantīḥ pracodayāt.

"Concentramo-nos n'Aquele que só tem uma presa,
Meditamos sobre Aquele que tem a trompa curvada.
Que a sabedoria nos ilumine!"

MANTRA GAṆEŚA MŪLA

(Ref.: *Gaṇapati Arthavaśīrṣa*)

AUM
Namo Vrātapataye
Namo Gaṇapataye
Namaḥ Pramathapataye
Namaste'stu Lambodarāyaikadantāya
Vighnavināśine
Śivasutāya
Śrīvaradamūrtaye namaḥ

"Salve, governador dos humanos,
Salve, governador das divindades,
Salve, governador das forças obscuras,
Salve, aquele que tem um ventre proeminente (símbolo do *prāṇa*)
E uma presa quebrada (símbolo da sabedoria).
Tu, que removes todos os obstáculos,
Filho de *Śiva*,
És a encarnação das qualidades nobres."

VAKRATUṆḌA

AUM
Vakratuṇḍa mahākāya
Sūryakoṭi-samaprabhā
Nirvighnam kuru me deva
Sarvā-kāryeśu sarvadā

"Aquele que tem a tromba encurvada e o corpo grande,
Aquele que irradia a Luz de um milhão de Sóis,
Que teu potencial divino me liberte de todos os obstáculos,
Vertendo a bênção sobre tudo que eu faça."

GĀJANANAṀ

(Ref.: *Śiva Mahimnah stotra*)

AUM
Gājananaṁ bhūta-ganādhisevitam,
Kapittha-jambū-phalacāra-bhakṣitam,
Umāsutaṃ śokavināśa-kāraṇam,
Namāmi Vighneśvara-pāda-paṅkajam.

"Saudação Àquele que tem cabeça de elefante
E é servido por incontáveis criaturas,
Àquele que come maçãs e amoras silvestres,
Àquele que é filho da Mãe Divina,
Àquele que destrói o desespero.
Saúdo os pés d'Aquele que remove os obstáculos."

ŚUKLĀṂBARA DHARAṂ

(Ref.: *Skanda Purāṇa* e *Viṣṇu Sahasranāma*)

AUM
Śuklāṁbara dharaṁ viṣṇuṁ
Śaśi varṇaṁ catur bhujaṁ
Prasanna vadanāṁ dhyāyet
Sarva-vighnopaśāntaye.

"Aquele que enverga a roupa branca
E Aquele que é onipresente,
Aquele cuja cor lembra a cor da Lua
E Aquele que tem quatro braços,
Aquele cujo rosto exprime um contentamento profundo,
Medito sobre ti para a pacificação de todos os obstáculos."

Por vezes, esse *śloka* é interpretado como uma invocação de *Viṣṇu*, mas na tradição indiana é considerado o *śloka* de *Gaṇeśa*, pois alude à remoção de obstáculos. O termo *viṣṇuṁ* aparece aqui apenas para realçar o caráter onipresente do Divino.

4. *ŚANTI*: PAZ, HARMONIA, EQUILÍBRIO, PUREZA

Śanti (Shanti) e *namastê* são provavelmente as duas palavras sânscritas mais conhecidas no mundo ocidental do yoga.

Os círculos dos mantras da paz são cada vez mais frequentes hoje, sobretudo no contexto de provação que nosso planeta e nossa sociedade estão atravessando; e, quase sempre, são praticados mantras muito simples e curtos. Entretanto, a tradição dos mantras *śanti* é bem antiga e remonta aos *Upaniṣads*, textos que resumem os quatro Vedas e são, por assim dizer, sua melhor parte.

Os ensinamentos de *Sanātana Dharma* descrevem três tipos de perturbações e sofrimentos existentes no mundo, chamados *tāpatraya* em sânscrito:

— *Adhyātmika*: problemas / obstáculos vindos de nós mesmos, do corpo, do mental, da energia — a obesidade, o surgimento de doenças, a cólera, a impaciência, a insatisfação, o arrependimento culpado etc.

— *Ādhybhautika*: problemas / obstáculos vindos dos seres vivos, como pessoas e animais, insetos — vizinhos barulhentos, crianças birrentas, cães agressivos, lobos e raposas que roubam animais que criamos, serpentes e aranhas peçonhentas etc.

— *Ādhidaivika*: problemas / obstáculos vindos das energias cósmicas e dos cinco elementos, dos fenômenos naturais e dos espíritos — inundações, poluição, tsunâmis, epidemias, terremotos, temperaturas que caem bruscamente, espíritos que infestam uma casa etc.

Os mantras da paz têm a propriedade de acalmar e equilibrar todos os elementos em nós e em torno de nós para antecipar a chegada dessas perturbações ou, ao menos, atenuar seus efeitos.

Aqui estão os mantras da paz originários dos *Upaniṣads*. Como cada um dos *Upaniṣads* deriva de um ou outro Veda, convém cantar o mantra *śanti* ou *śanti paths* correlacionado antes do estudo, da recitação ou da leitura dos Vedas ou dos *Upaniṣads*.

Entre os 108 *Muktika Upaniṣads*:

10, ligados ao *Ṛgveda*, devem ser precedidos pelo mantra *Vaṇme manasi*.

16, ligados ao *Sāmaveda*, devem ser precedidos pelo mantra *Āpyāyantu*.

19, ligados ao *Śuklā Yajurveda*, devem ser precedidos pelo mantra *Pūrṇamada*.

32, ligados ao *Kṛṣna Yajurveda*, devem ser precedidos pelo mantra *Sahanāvavatu*.

31, ligados ao *Atharvaveda*, devem ser precedidos pelo mantra *karṇebhiḥ*.

VAṆME MANASI

(Ref.: *Aitareya Upaniṣad*)

AUM
Vāṅ me manasi pratiṣṭhitā
Mano me vāci pratiṣṭhitam
Āvīrāvīrma edhi
Vedasya ma āṇisthaḥ
Śrutaṁ me mā prahāsīḥ
Anenādhītenāhorātrān saṁdadhāmi
Ṛtaṁ vadiṣyāmi satyaṁ vadiṣyāmi
Tan mām avatu tad vaktāram avatu
Avatu mām avatu vaktāraṁ avatu vaktāraṁ
AUM śāntiḥ śāntiḥ śāntiḥ

"Que minha palavra sustente o mental,
Que meu mental sustente a palavra.
Revela-Te a mim, Tu, Irradiação Divina!
Que tanto a palavra quanto o mental se tornem, para mim,
Os servidores do Veda.
Que tudo aquilo que eu tenha ouvido nunca me abandone.
Devo reunir o dia e a noite por meio de meu estudo!
Devo pronunciar o que é verdade,
Devo pronunciar o que é verdade.
Que o Brahman me proteja.
Que o Brahman proteja o mestre,
Que o Brahman me proteja,
Que o Brahman proteja aquele que fala!"

ĀPYĀANTU

(Ref.: *Kena Upaniṣad*)

AUM
Āpyāantu mamāṅgāni vākprāṇaścakṣuḥ śrotramatho
Balamindriyāṇi ca sarvāṇi
Sarvam brahmaupaniṣadam mā'haṃ brahma nirākuryāṃ
Mā mā brahma nirākarot anirākaraṇam
astu anirākaraṇam me'stu
Tadātmani nirate ya upaniṣatsu dharmāste mayi santu
te mayi santu
AUM śāntiḥ śāntiḥ śāntiḥ

"Que meus membros, minha palavra,
Meu sopro de vida, meus olhos,
Minhas orelhas sejam fortes como todos os meus sentidos.
Tudo isso foi transmitido pelos *Upaniṣads*
Por meio da Consciência.
Que eu não possa jamais ignorar a Consciência.
Que a consciência não se afaste jamais de mim.
Que eu não seja rejeitado pela Consciência.
Que eu não rejeite a Consciência.
Que todos os *dharmas* glorificados pelos *Upaniṣads*
Estejam em mim, naquele que se devota
Ao Conhecimento do *atman*.
Que eles se estabeleçam!
AUM, paz, paz, paz!"

PŪRṆAMADAḤ

(Ref.: *Bṛhadāraṇyaka Upaniṣad*)

AUM
Pūrṇamadaḥ pūrṇamidam pūrṇāt pūrṇamudacyate
Pūrṇasya pūrṇamādāya pūrṇamevāvaśiṣyate
AUM śāntiḥ śāntiḥ śāntiḥ

"Isto é a plenitude, aquilo é a plenitude.
Quando acrescentamos alguma coisa à plenitude,
Só a plenitude permanece.
Quando tiramos alguma coisa da plenitude,
Só a plenitude permanece.
AUM paz, paz, paz."

SAHA NĀVAVATU

(Ref.: *Taittirīa Upaniṣad*)

AUM
Saha nāvavatu, saha nau bhunaktu
Saha vīryaṁ karavāvahai
Tejas vināvadhītamastu
Mā vidviṣāvahai
AUM śāntiḥ śāntiḥ śāntiḥ

"Que a Consciência Divina nos proteja a ambos
(ao mestre e ao discípulo).
Que ela se empenhe em nos nutrir a ambos
(com os frutos da aprendizagem).
Possamos ambos adquirir a capacidade
De encontrar o significado verdadeiro.

Que nossos estudos sejam brilhantes.
Que nunca briguemos um com o outro.
AUM paz, paz, paz."

BHADRAṂ KARṆEBHIḤ

(Ref.: *Muṇḍaka Upaniṣad*)

AUM
Bhadraṁ karṇebhiḥ śṛṇuyāma devāḥ,
Bhadraṁ paśyemākṣabhiryajatrāḥ,
Sthirairaṅgaistuṣṭhuvāgṁ sastanūbhiḥ,
Vyaśema devahitaṃ yadāyuh.
Stasti na Indro vṛddhaḥśravāḥ
Svasti naḥ Pūṣā viśvavedāḥ
Svasti nas Tarkśyo ariṣṭanemiḥ
Svasti no Bṛhaspatirdadhātu
AUM śāntiḥ śāntiḥ śāntiḥ

"Que com nossos ouvidos só escutemos
Coisas favoráveis, ó príncipes divinos,
Que com nossos olhos só vejamos
Coisas favoráveis,
Que sejamos abençoados com a estabilidade
Do corpo e do mental,
Que possamos oferecer nossa longevidade,

Que *Indra* nos dê a Sabedoria,
Que *Pūṣān* nos dê o Conhecimento,
Que *Tārkśhya* nos dê o bem-estar,
Que *Bṛhaspati* nos dê a orientação espiritual.
AUM paz, paz, paz."

DHYANAM DE MEDHASŪKTAM

(Ref.: *Mahānārāyaṇa Upaniṣad*)

AUM
Yaścandasāmṛṣabho viśvarūpaḥ,
Candobhyo'dhyamṛtāt saṁbabhūva,
Sa mendro medhayā spṛṇotu,
Amṛtasya deva dhāraṇo bhūyāsam,
Śarīraṃ me vicarṣaṇam,
Jhivā me madhumattamā,
Karṇābhyāṃ bhūri viśruvam,
Brahmaṇaḥ kośo'si medhayā pihitaḥ,
Śrutaṁ me gopāya.
AUM śāntiḥ śāntiḥ śāntiḥ

"Que a Forma Divina universal, glorificada pelos sábios
E os hinos védicos, me abençoe com o néctar
Da imortalidade: o néctar da sabedoria espiritual
E do discernimento.
Que meu corpo se torne ativo
E minha língua só produza palavras doces.
Que meus ouvidos captem tudo da maneira correta.
O princípio da Inteligência é o receptáculo de Brahman.
Que eu seja protegido por essa Inteligência.
AUM paz, paz, paz."

ŚĀṂ NO MITRAḤ

(Ref.: *Taittirīya Upaniṣad*)

AUM
1*
Śāṁ no Mitraḥ
Śāṁ Varuṇaḥ
Śāṁ no bhavatv Aryamā
Śāṁ na Indro
Bṛhaspatiḥ
Śāṁ no Viṣṇu rurukramaḥ
Namo Brahmaṇe
Namaste Vāyu
Tvameva pratyakṣaṁ Brahmāsi
2*
Tvāmeva pratyakṣaṁ Brahma vadiṣyāmi
Ṛtaṁ vadiṣyāmi
Satyaṁ vadiṣyāmi
Tan mām avatu
Tad vaktāram avatu
Avatu mām
Avatu vaktāraṁ
AUM śāntiḥ śāntiḥ śāntiḥ
3*
Tvāmeva pratyakṣaṁ Brahma vadiṣyām
Ṛtaṁ avadiṣyām
Satyaṁ avadiṣyām
Tan mām avit
Tad vaktāram avit
Avin mām
Avid vaktāraṁ
AUM śāntiḥ śāntiḥ śāntiḥ

1*

(Esta parte é cantada antes e depois de uma cerimônia ou acontecimento.)

"Que a energia solar esteja em harmonia,
Que a energia da água esteja em harmonia,
Que o reino dos ancestrais esteja em harmonia,
Que os órgãos dos sentidos estejam em harmonia,
Que a energia que nos aponta o caminho
Espiritual esteja em harmonia.
Que a energia onipresente, que mantém tudo,
Esteja em harmonia.
Saudações ao *Brahman*,
Saudações ao Vento.
Tu és o *Brahman* estabelecido."

2*

(Esta parte é cantada antes do começo de uma cerimônia ou acontecimento.)

"Tu, que estás estabelecido, deves ser chamado de *Brahman*,
Tu deves ser chamado de "Ordem Cósmica",
Tu deves ser chamado de "Verdade".
Que ele me proteja
Que ele proteja aquele que recita.
Protege-me,
Protege aquele que recita
AUM paz, paz, paz."

3*

(Esta parte é cantada ao fim de uma cerimônia ou acontecimento, como forma de gratidão.)

"Tu, que estás estabelecido, foste chamado de *Brahman*,
Tu foste chamado de "Ordem Cósmica",
Tu foste chamado de "Verdade."
Tu, que me protegeste,
Tu, que protegeste aquele que recita,
Me protegeste,
Protegendo aquele que recita,
AUM paz, paz, paz."

MANTRA ŚĀNTI

(Ref.: *Yajurveda*)

AUM
Dyauḥ śāntirantarikṣaguṁ śānti pṛthivī
Śāntirāpaḥ śāntiroṣadhayaḥ
Śāntivanaspatayaḥ śāntirviśvedevāḥ
Śāntibrahma śāntisarvaguṁ
Śāntiḥ śāntireva śāntiḥ sā mā śāntiredhi
AUṀ śāntiḥ śāntiḥ śāntiḥ

"Que a paz raie no céu inteiro,
No espaço vasto e eterno da totalidade,
Que a paz raie sobre toda a Terra, na água,
Nas árvores, nas plantas.
Que a paz flua no Universo inteiro,
Que a paz esteja na Consciência,
Que a paz esteja em tudo.
Que a paz se instale verdadeiramente.
AUM paz, paz, paz."

MANTRA ŚĀNTI

(Ref.: *Yajurveda*)

AUM
Sarve bhavantu sukhinaḥ
Sarve santu nirāmayāḥ
Sarve bhadrāṇi paśyantu
Mā kaścid duḥkha bhāg bhavet.
AUM śāntiḥ śāntiḥ śāntiḥ

"Que todos sejam felizes.
Que todos gozem de boa saúde.
Que todos realizem o que é auspicioso.
Que ninguém seja infeliz.
AUM paz, paz, paz."

MANTRA ŚĀNTI

(Ref.: *Yajurveda*)

AUM
Sarveśām svastir bhavatu
Sarveśām śāntir bhavatu
Sarveśām pūrnam bhavatu
Sarveśām maṇgalam bhavatu
AUM śāntiḥ śāntiḥ śāntiḥ

"Que todos sejam felizes.
Que todos estejam em paz.
Que todos se realizem.
Que todos sejam abençoados por um bom augúrio.
AUM paz, paz, paz."

MANTRA PAVAMĀNA

(Ref.: *Bṛhadāraṇyaka Upaniṣad*)

AUM
Asato mā sat gamaya
Tamaso mā jyotir gamaya
Mṛtyormā'mṛtaṁ gamaya
AUM śāntiḥ śāntiḥ śāntiḥ

"Leva-me do efêmero para a realidade eterna.
Leva-me da sombra para a luz.
Leva-me da morte para a imortalidade.
AUM paz, paz, paz."

MANTRA MAṄGALA

AUM
Lokāḥ samastāḥ sukhino bhavantu
AUM śāntiḥ śāntiḥ śāntiḥ

"Possam todos os seres ficar felizes e em paz.
AUM paz, paz, paz."

Esse último mantra da paz (provavelmente um dos mais conhecidos no Ocidente hoje em dia) provém do mantra *Maṅgala,* que é tradicionalmente entoado ao fim das cerimônias *poojas* e *homas*:

Svasti prajā bhyaḥ pari pāla yaṁtāṁ
Nyāyena mārgeṇa mahīṁ mahīśāḥ
Gobrāhmaṇebhyaḥ śubhamastu nityaṁ
Lokāḥ samastāḥ sukhino bhavantu
AUM śāntiḥ śāntiḥ śāntiḥ

"Que o bem-estar de todos os seres fique protegido
Pelos governantes fortes, justos e benevolentes.
Que as vacas e os homens espirituais
Sejam sempre abençoados.
Possam todos os seres ficar felizes e em paz.
AUM paz, paz, paz."

5. *MAHĀ GĀYATRĪ*: LUZ SOLAR E CONHECIMENTO ESPIRITUAL

A própria etimologia da palavra *gāyatrī* nos revela imediatamente sua vocação:

— *gāya*: "cantar"
— *trī*: "transcender", "libertar", "viajar para o além"

Quando falamos de *Gāyatrī*, é importante compreender desde logo que ele não é um mantra, embora conheçamos o célebre mantra *Gāyatrī*, considerado o mais antigo e o mais poderoso de todos.

Gāyatrī é, sobretudo, um tipo de mantra, uma estrutura específica. É o metro do cântico védico de 24 sílabas (ver p. 52). Portanto, mais que um mantra específico, é uma orquestração sagrada, uma fórmula, uma regra precisa.

Infelizmente, o mantra védico mais poderoso, que deveria ser cantado da forma mais exata possível, tornou-se o mais deformado em nossos dias. Referimo-nos ao *Mahā Gāyatrī*/*Sāvitṛ Gāyatrī*.

Todos os mantras védicos precisam ser entoados exatamente como a tradição exige, para permanecerem puros, não poluídos e "vivos", e para que possamos colher os frutos do cântico. E isso se aplica com mais propriedade ao mantra *Mahā Gāyatrī*.

MANTRA MAHĀ GĀYATRĪ/ MANTRA SĀVITṚ GĀYATRĪ

(Ref.: *Ṛig-Veda*, 3.62.10)

AUM
Tat Sāvitur vareṇyaṁ,
Bhargo devasya dhīmahi,
Dhiyo yo naḥ pracodayāt.

AUM Tat: a Eternidade Divina
Sāvitur: o princípio da sabedoria manifestada por meio da luz solar
Vareṇyaṁ: o adorável, a perfeição da pureza espiritual
Bhargo: o brilho que vence a escuridão
Devasya: a divindade, o divino
Dhīmahi: a meditação
Dhiyo: a inteligência
Yo: aquele que...
Naḥ: nós
Pracodayāt: guia para a iluminação, a inspiração, o esclarecimento

Existem diversos *Gāyatrī* que você encontrará nos capítulos deste livro, referentes aos múltiplos arquétipos: por exemplo, *Gaṇapathi Gāyatrī, Lakṣmī Gāyatrī, Agni Gāyatrī* etc. Todos esses mantras possuem uma estrutura comum:

— 3 versos
— 24 sílabas

— a palavra *dhīmahi*, que significa "contemplar", "meditar"

— a palavra *pracodayāt*, que significa "iluminar", "esclarecer", "libertar das trevas"

No caso de *Mahā Gāyatrī/Sāvitṛ Gāyatrī* ("Grande *Gāyatrī*" ou "*Gāyatrī solar*"), nós nos dirigimos ao Sol: *Sāvitṛ*. O culto solar era o mais importante nos tempos védicos! Nos Vedas, o Sol era considerado o olho de *Brahman* ou o próprio *Brahman*. As traduções seguintes foram feitas por mestres lendários do século XX:

Swāmī Śivananda:
"Meditamos sobre *Īśvara* e sua Glória, que criou o Universo, que existe para ser venerado, que é Aquele que tira a ignorância. Possa ele iluminar nosso intelecto."

Śri Aurobindo:
"Escolhemos a Luz Suprema do Sol Divino. Queremos que ela engrandeça nossas Consciências."

Swāmī Vivekānanda:
"Meditamos sobre a Glória do Ser que produziu este Universo. Possa ele esclarecer nossas consciências."

O *Mahā Gāyatrī* difere de todos os outros *Gāyatrī* pela presença de um verso que precede o mantra propriamente dito:

AUM
Bhūr bhuvaḥ svaḥ

Este verso não faz parte do mantra *Mahā Gāyatrī*. Suas sílabas se chamam *vyāhṛtis* e são em número de 7:

— *bhūḥ*: terra
— *bhuvaḥ*: água
— *svaḥ*: sacrifício
— *mahaḥ*: grandeza
— *janaḥ*: tribos
— *tapaḥ*: austeridade
— *satyam*: verdade

As *vyāhṛtis* tomam os nomes dos planetas celestes considerados superiores à Terra. Assim, a presença das três primeiras indica a direção ascendente seguida por aquele que entoa o mantra *Mahā Gāyatrī*. Há um sentido científico codificado nas estruturas dos mantras védicos!

O mantra *Mahā Gāyatrī* pode ser cantado da seguinte maneira:

AUM
Bhūr bhuvaḥ svaḥ
Tat Sāvitur vareṇyaṁ
Bhargo devasya dhīmahi
Dhiyo yo naḥ pracodayāt

Mas também em três partes, assim:

AUM bhūḥ
AUM bhuvaḥ
AUM svaḥ
AUM mahaḥ
AUM janaḥ
AUM tapaḥ
AUM satyam

AUM
Tat Sāvitur vareṇyaṁ,
Bhargo devasya dhīmahi,
Dhiyo yo naḥ pracodayāt.

"Sol adorável, que irradias a Existência,
Iluminas até os seres divinos!
Meditamos sobre ti, ilumina nosso intelecto!"

AUM *āpo jyotī raso'mṛtaṁ Brahma bhūr bhuvaḥ svar* AUM

"*Brahman* é onipresente como a água,
Radiante como a luz. Ele é a essência imortal
De todos os sabores nos três mundos."

O Sol ocupa um lugar de enorme destaque na cultura e na espiritualidade védicas. O *Gāyatrī* solar é o mantra crucial de todo mantra *sādhana*!

O *Mahā Gāyatrī* era e continua sendo cantado como *dīkṣā* ("iniciação") pelas crianças de 7 a 10 anos por ocasião da cerimônia de *Upanayana*. Esse ritual é considerado o segundo nascimento do indivíduo. Quando do nascimento físico, o corpo inicia sua atividade; e após a iniciação com o mantra *Mahā Gāiatrī*, a Luz Divina entra no corpo do iniciado e dirige seu "veículo" para o verdadeiro objetivo do ser humano, para a elevação, para a realização espiritual. A luz solar é vista como a luz do *ātman*; e a luz da Consciência Pura, como *Brahman*.

História da revelação do mantra *Mahā Gāyatrī*

Esse mantra sempre existiu, mas, a fim de ser praticado na Terra, foi revelado pelo sábio Viśvāmitra. A história começa quando Viśvāmitra ainda era um rei com o nome de Kauśika. Após uma campanha militar, ele se aproximou com todos os seus soldados da caverna do sábio Vasiṣṭa. Este, embora eremita, pôde servir uma copiosa refeição aos presentes, o que espantou demais o rei. Em resposta à pergunta do rei sobre seus recursos, Vasiṣṭa lhe mostrou a vaca milagrosa Nandinī, que fornecia quaisquer alimentos, em profusão, a qualquer hora. Fora Indra quem, no passado, dera essa vaca divina ao sábio. Ao ouvir isso, o rei quis se apossar a todo custo dessa maravilha e ordenou aos soldados que a levassem à força. Então, Vasiṣṭa empunhou *Brahmādaṇḍa*, seu cajado de asceta, que partiu todas as flechas do exército. Logo o rei Kauśika compreendeu que o poder do *tapas*, da ascese yóguica, era responsável por aquela força infinita. Renunciou então ao trono e adotou a vida de eremita na mesma floresta onde morava Vasiṣṭa.

Após décadas de austeridade da parte do rei, uma *apsara*, chamada Menaka, foi enviada por Indra ao eremitério. O rei não conseguiu resistir àquela beleza divina e sedutora e perdeu todos os frutos de seu *tapas*. Depois que a ilusão criada por Menaka desapareceu de seus olhos, o rei Kauśika retornou à vida de asceta, que cultivou por outras tantas décadas!

Outro convidado se apresentou na caverna de Kauśika: o rei Triśaṅku, com o pedido insólito de que o sábio o enviasse aos mundos celestes ainda no corpo humano. O rei Kauśika, obedecendo a seu anseio de glória, de novo se despojou de todos os frutos de uma severa ascese para realizar esse passe de mágica! Já sem nenhum poder, concluiu que acabara de desperdiçar seu tempo e energia. Dessa vez, voltou ao eremitério com uma convicção profunda: sob nenhum pretexto se deixaria desviar de seu caminho: a realização divina. Após longas e penosas asceses, por mais algumas décadas, ele finalmente controlou seus desejos e se tornou senhor dos próprios sentidos — e passou a ser chamado de *rājarṣi Viśvāmitra.*

Foi depois de uma profunda meditação que *Viśvāmitra* percebeu que a mudança de sua vida se devera unicamente ao *saṅkalpa,* à intenção do sábio Vasiṣṭa. Correu a se prosternar diante de seu guru. Caiu aos pés de Vasiṣṭa, em gratidão e humildade. Nesse momento, em que o mundo celeste tremeu, o mantra *Mahā Gāyatrī* entrou no coração do sábio, que agora deveria partilhá-lo com a humanidade para que a Luz Divina vencesse a ignorância no mundo. O mantra *Mahā Gāyatrī* tornou-se o símbolo da libertação final dos desejos obscuros e da elevação para o Sol da Consciência Suprema.

As deusas *Sarasvatī, Sāvitrī* e *Gāyatrī*

Na época purânica — principalmente sob a influência do saktismo (o culto da Deusa, da Mãe Universal) —, o princípio de *Gāyatrī* assumiu uma forma antropomórfica: a da esposa de *Brahmā.* Eis a história que aparece no *Skanda Purāṇa, Sthala Purāṇa* e *Padma Purāṇa.*

Na época mítica, *Brahmā* — aquele que representa o princípio criador — ia realizar um ritual sacrificial na cidade de *Puṣkar.* Tudo estava pronto, e os sacerdotes só esperavam a esposa de *Brahmā,*

Sarasvatī, a deusa da Sabedoria, pois sem ela o ritual não seria possível. *Sarasvatī* demorou a aparecer, já que tinha de se vestir segundo todas as recomendações dos textos sagrados. Os sacerdotes disseram então a *Brahmā* que o tempo auspicioso logo terminaria. Ele se viu forçado a encontrar uma solução para começar o ritual. Descendo à cidade, viu uma jovem ordenhadora de vacas, cujo belo rosto lhe agradou. A moça foi purificada com o ritual de introdução na boca da vaca sagrada. Sem demora, *Brahmā* desposou a ordenhadora para que ela se sentasse a seu lado durante a cerimônia. A jovem recebeu o nome de *Gāyatrī* e o título de "Mãe dos Vedas". No meio da cerimônia, *Sarasvatī* chegou e viu que seu lugar estava ocupado. Irritada com a traição do marido, ordenou às forças celestes que impedissem *Brahmā* de ser venerado pelos humanos em todos os lugares, salvo na cidade sagrada de *Puṣkar*. Ainda assim, ela aceitou que *Gāyatrī* fosse esposa de *Brahmā* e partilhou seu marido com ela.

Quando falamos do conhecimento espiritual no contexto de *Sanātana Dharma*, sempre o associamos ao princípio da Luz Divina. Apesar disso, essa Luz se divide em três arquétipos, todos eles deusas:

— *Sarasvatī*, encarregada do aprendizado e da palavra sábia;
— *Sāvitrī*, a filha de *Sāvitṛ*, o disco solar, encarregado da circulação e da absorção do *prāṇa*, a força vital gerada pelo Sol;
— *Gāyatrī*, encarregada da iluminação de *buddhi*, o intelecto que permite ver e querer a realização do Si Mesmo.

Mantra *Mahā Gāyatrī* nos textos antigos

Inúmeros textos do *Sanātana Dharma* glorificam o mantra *Mahā Gāyatrī*. Aqui estão algumas referências:

Atharva Veda:

Stutā mayā varadā vedamātā, pracodayantāṁ pāvamānī dvijānām,
Āyuḥ prāṇaṁ prajāṁ paśuṁ, kīrtiṁ draviṇaṁ brahmavarcasam.

"Mãe dos Vedas, benevolente e fértil em bênçãos!
Instila nos líderes espirituais pensamentos justos e ações nobres!
Dá-nos a longevidade, a descendência e a posse do gado; a glória nobre e a Prosperidade, bem como a luz de realização de Brahman."

Chāndogya Upaniṣad:

Gāyatrī vā īdaṁ sarvaṁ bhūtaṃ yadidaṁ kiṁ ca vāgvai,
Gāyatrī vāgvā idaṁ sarvaṁ bhūtaṁ gāyati ca trāyate ca.

"Todas as coisas pertencem ao passado; presente e futuro cantam a glória de ***Gāyatrī.***
Gāyatrī é o Universo inteiro; e também a palavra é ***Gāyatrī.***
Toda a Criação e todos os seres são protegidos pelo poder divino."

Aitareya Upaniṣad:

Ya Gāyatrī tad Brahmaiva, Brahmaiva Gāyatrī.

"***Gāyatrī*** é Brahman, Brahman é ***Gāyatrī***."

Mahāraṇyaka Upaniṣad:

Gāyatrī chāndasam matheti.

"***Gāyatrī*** é a mãe de todos os mestres."

Garuḍa purāṇa:

Gāyatrī Paramadevī bhukti mukti pradāyini.

"*Gāyatrī* é a Deusa suprema que abençoa com a alegria material e a libertação espiritual."

Yogi Yājñavalkya:
Nāsti Gaṅgā samānam tīrthaṁ
Na devaḥ Keśavat paraḥ,
Gāyatrī astu param japam
Na bhūtam na bhaviṣyati

"Não há lugar sagrado como o Ganges,
Não há princípio divino como ***Viṣṇu***,
Não há ***japa*** como o de ***Gāyatrī***,
Nem no passado nem no futuro."

6. *SARASVATĪ*: CONHECIMENTO, EXPRESSÃO VERBAL CANTADA E ARTÍSTICA

As palavras *saritā* ("rio"), *sarovara* ("lago") e *sarpa* ("serpente") têm a mesma raiz, cuja tradução é "escorrer". *Surasa vati* significa "cheio de água" (ou de substância que escorre).

O arquétipo de *Sarasvatī* tem duas vertentes principais:

— o rio, nos Vedas;
— o conhecimento e a vibração, nos *purāṇas* e no Tantra.

No entanto, essas duas formas têm funções comuns: nutrir, purificar, refrescar, inspirar.

No período pré-védico *Harappa* e *Mohenjo Daro* (séculos XXXVIII a XVIII a.C.) e no período dos Vedas (séculos XV a II a.C.), *Sarasvatī* era associada principalmente ao poder purificador e nutritivo do rio do noroeste do subcontinente indiano, no território do atual Paquistão. A presença desse poderoso rio era absolutamente fundamental para a vida das populações da época, tanto para a agricultura quanto para a higiene, que é uma prática importante para a realização dos rituais sagrados.

É provável que a razão para os rituais védicos terem mudado de significado com o tempo tenha origem no fato de que eram realizados, em sua maior parte, nas margens do rio sagrado *Sarasvatī*. Os mantras e o som estavam desde sempre no âmago dos rituais védicos; assim, por volta do primeiro milênio de nossa era, *Sarasvatī* assumirá de preferência o aspecto do rio da palavra ou da onda sonora que escorre. *Sarasvatī* se fundiu com outra deusa védica, *Vāc*: a palavra, a expressão (ver pp. 69-70).

Associada primeiro à vibração e depois às práticas espirituais, *Sarasvatī* começou por governar as artes, tornando-se sinônimo de inspiração criativa e, ao mesmo tempo, de qualquer tipo de aprendizado (línguas estrangeiras, ciências, dança, teatro e canto).

Todavia, em todos os papéis, ela conserva suas qualidades principais: pureza e fluidez.

Sua maternidade permanece simbólica: é considerada a Mãe dos Vedas (tal como *Gāyatrī*) ou das *akṣaras*, as letras do alfabeto sânscrito.

Associada a *Brahmā* — o arquiteto da Existência material —, às vezes como sua esposa, outras como sua filha, *Sarasvatī* partilha com ele a função criadora, notadamente por meio das práticas sonoras (mantras e cânticos) e dos ensinamentos espirituais. Fundamentalmente, voltamos à ideia já discutida, segundo a qual o som está na origem da Criação divina (ver p. 36).

No período tântrico (séculos II a XIV), o rio de *Sarasvatī* será associado ao canal energético central de *Suṣumṇā nāḍī*, enquanto os outros dois canais, *Iḍā* e *Piṅgalā*, se ligarão, respectivamente, aos outros dois rios fisicamente existentes: *Gaṅgā* e *Yamunā*.

Essa visão tântrica de *Sarasvatī* explica, em detalhe, o poder do som e do *Mantra yoga*, bem como sua força no processo do despertar e do fluxo da *kuṇḍalinī*.

Perfil "social" e arquetípico de *Sarasvatī*

1. Esposa de *Brahmā* (arquétipo do criador), por vezes também sua filha
2. Centro energético: *Viśuddha, 5º cakra*
3. Elemento: Éter
4. Diversos nomes:

BRAHMI	Encarregada das ciências
BHĀRATĪ	Encarregada da história
VARṆEŚVARĪ	Governante das letras do alfabeto
VĀṆĪ	Palavra eloquente
VĀGDEVĪ	Deusa da expressão oral e vocal
ŚĀRADA	Aquela que encarna a sabedoria
VIDYĀDĀNA	Aquela que dá a consciência
HAṀSAVĀHINI	Aquela que está sentada sobre o cisne
SARASVATĪ	Aquela que escorre

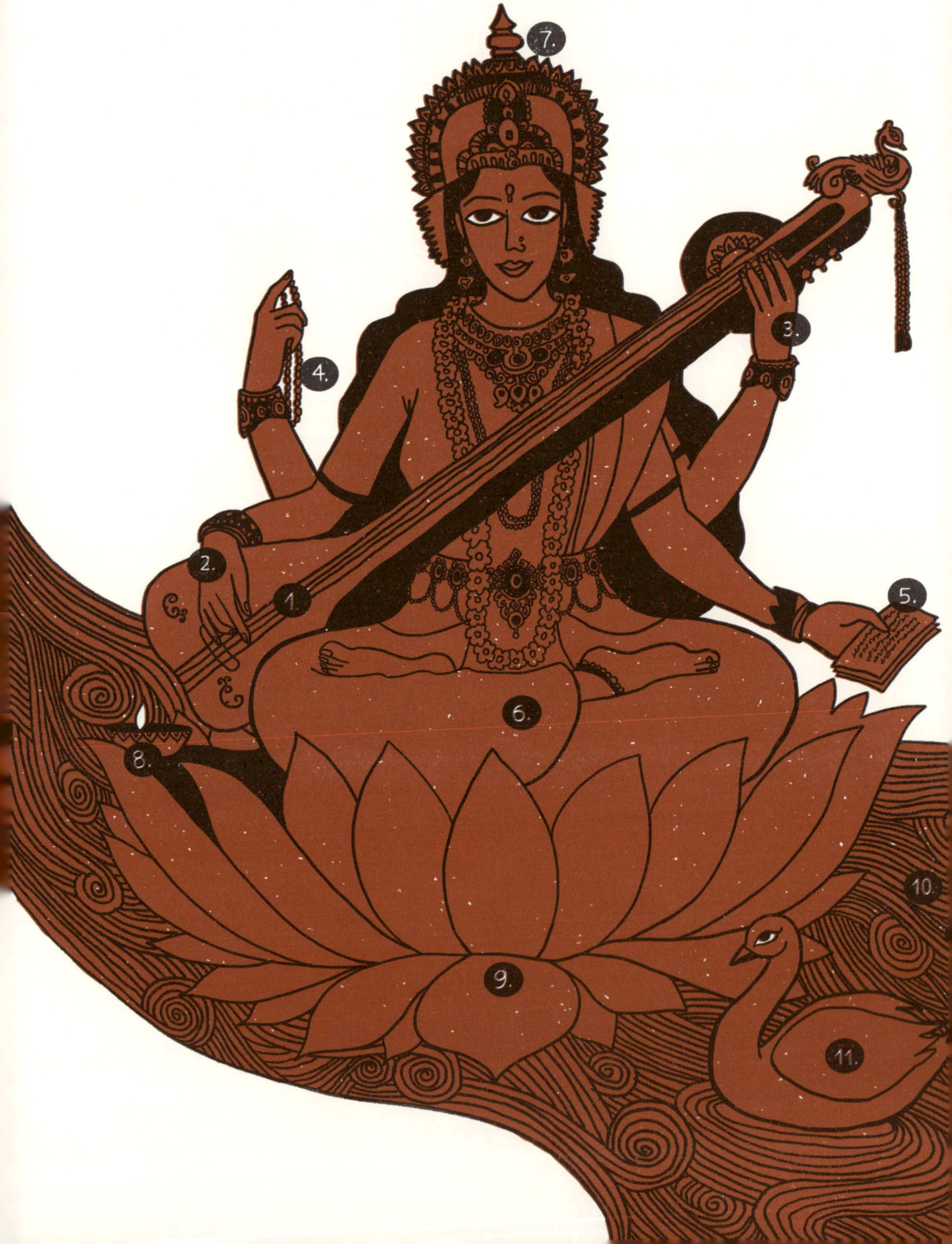
7.
4.
3.
2.
1.
5.
6.
8.
10.
9.
11.

1. Instrumento de música: *vīṇā* (coluna vertebral); e o canal energético *Suṣumṇā nāḍī*, espaço de ressonância no corpo para a criação do som
2. Mão direita: *buddhi* — intelecto
3. Mão esquerda: *manas* — mental
   Com a ajuda das duas mãos, intelecto e mental, *Sarasvatī* acorda o indivíduo para que ele possa emitir a música divina (metáfora do caminho espiritual em geral)
4. Rosário: *japa mālā* — prática dos mantras
5. Livro/pranchas com os textos: *pustaka* — textos espirituais e aprendizagem em geral
6. *Sāṛī* branco: pureza de intenção e transparência de pensamentos
7. Coroa ou tiara: *Sahasrāra cakra* ativada — a energia divina que propicia o halo em torno da cabeça (como os nimbos e auréolas dos santos)
8. Lâmpada de óleo: *dīpa*/acesa — a luz do conhecimento espiritual que expulsa a ignorância da identificação com o indivíduo
9. Flor de lótus: *padma*/como assento — a essência espiritual que está na origem da Criação inteira, que permanece pura e bela mesmo no meio da terra argilosa de um pântano
10. Rio: *saṁsāra* — corrente ininterrupta da vida. Também a fluidez da palavra e da sabedoria
    Veículo cisne: *haṁsa vāhana/viveka* — o discernimento/a capacidade de distinguir o efêmero do essencial
11. O cisne consegue separar a gordura e a água no leite usando bico.
    O cisne consegue também nadar sem se molhar. Do mesmo modo, a busca espiritual pode desenvolver o hábito de viver no mundo material sem estimular os desejos e os apegos. No *Advaita Vedānta*, o pássaro *haṁsa* também tem algo a ver com o mantra *So haṁ*: "Isto sou eu" (ver p. 290)

Mantras e *ślokas* de *Sarasvatī*

SARASVATĪ NĀMĀVAḶIḤ

(Ref.: *Śrī Sarasvatī Aṣṭottara śata nāmāvaḷiḥ*)

AUM Aiṁ Sarasvatyai namaḥ

"Saudações à deusa da sabedoria!"

AUM Vāgdevyai namaḥ

"Saudações à deusa da Palavra!"

AUM Mahā Vidyāyai namaḥ

"Saudações à encarnação da Consciência Suprema!"

AUM Haṁsāsanāyai namaḥ

"Saudações a Ti, que te assentas no cisne!"

PRAṆO DEVĪ SARASVATĪ

(Ref.: *Kṛṣṇa Yajur Veda, Sarasvatī rahasya Upaniṣad*)

AUM
Praṇo Devī Sarasvatī vājinīvatī
Dhīnāma vitryavatu
Ā no divo bṛhataḥ parvatā dā Sarasvatī
Yajatā gantu yajñaṃ
Vāk Devyai namaḥ

"Deusa da Palavra, que tens a forma do sopro vital,
Dá-nos proteção total e abundância,
Sê a guardiã de nossos pensamentos.
Desce dos píncaros sagrados das montanhas até o lugar
De nossa prática.
Saudações à deusa da expressão e da vibração."

SARASVATĪ NAMASTU BHYAM

(Ref.: *Sarasvatī stotram de Agastya muni*)

AUM
Sarasvatī namastu bhyam,
Varade kāmarūpiṇi
Vidyārambham kariṣyāmi,
Siddhirbhavatu me sadā

"Saudações a *Sarasvatī*,
Que abençoa e realiza nossos desejos.
Neste instante em que começa meu aprendizado,
Dá-me a compreensão perfeita para sempre."

MANTRA SARASVATĪ GĀYATRĪ

AUM
Vāg devyai ca vidmahe
Brahmā patnyai ca dhīmahi
Tanno Vāṇī pracodayāt

"Concentramo-nos no potencial da palavra,
Meditamos sobre Aquela que é a esposa de *Brahmā*, o Criador.
Que a palavra divina nos ilumine!"

MANTRA HAṀSA GĀYATRĪ

AUM
Haṁsa haṁsāya vidmahe
Paramahaṁsāya dhīmahi
Tanno haṁsaḥ pracodayāt

"Concentramo-nos n'Aquela
Cuja natureza transcendental é a da alma.
Meditamos sobre o cisne.
Que a essência divina nos ilumine!"

SARASVATĪ PRĀRTHANĀ

AUM
Yā kundendu-tuṣārahāra-dhavalā
Yā śubhravastrāvṛtā
Yā vīṇā-varadaṇḍa-maṇḍitakarā
Yā śveta-padmāsanā.
Yā brahmācyutaśaṅkara-
Prabhṛtibhiḥdevaiḥ sadā vanditā
Sā māṁ pātu Sarasvatī Bhagavatī
Niḥśeṣa-jāḍyāpahā

"Aquela cuja cor branca
Lembra as flores do jasmim e a Lua,
A guirlanda branca feita de gotas salpicadas de pureza,
E de traços resplandecentes.
Aquela que, nas mãos, segura o belo *vīṇā*,
Aquela que se assenta no lótus branco,
Aquela que dá nascença a *Brahmā, Viṣṇu* e *Śiva*
E é sempre reverenciada pelos seres divinos.
Protege-me, Sarasvatī, divina força auspiciosa
E tira de mim a preguiça, sem que dela reste sequer uma gota."

ŚĀRADA STOTRAM

(Ref.: *Ādi Śaṅkarācārya*)

AUM
Namaste Śārade Devī
Kāśmirapuravāsini.
Tvāmahaṁ prārthaye nityaṁ
Vidyādānaṁ ca dehi me.

Yā śraddhā dhāraṇā medhā
Vāgdevī vidhivallabhā.
Bhaktajihvāgrasadanā
Śamādi guṇa dāyini.

Namāmi yāminīnātha-
Lekhālaṅkṛta-kuntalām.
Bhavānīṁ bhavasantāpa-
Nirvāpaṇa-sudhā nadīm.

Bhadrakālyai namo nityaṁ
Sarasvatyai namo namaḥ.
Vedavedāṅgavedānta-
Vidyāsthānebhya eva ca.

Brahmasvarūpā paramā
Jyotirūpa sanātani.
Sarvavidyādhidevī yā
Tasyai vāṇyai namo namaḥ.

Yayā viṇā jagat sarvaṁ
Śaśvaj jivam mṛtaṁ bhavet.
Jñānā dhī Devī yā tasyai
Sarasvatyai namo namaḥ.

Yayā viṇā jagatsarvaṁ
Mūkamunmattavatsadā.
Yā Devī vāgadhiṣṭhātri
Tasyai vāṇyai namo namaḥ.

"Saudações à deusa do Conhecimento,
Que reside na cidade de Caxemira!
Sempre apelo para ti
A fim de receber o conhecimento.

Tu és a encarnação da fé,
Da concentração e da inteligência,
A deusa da Palavra, a esposa de *Brahmā*.
Moras na ponta da língua daquele que te reverencia,
Dás a capacidade de controlar o mental
E as seis qualidades espirituais.

Saudações a ti,
Deusa da Luz das estrelas noturnas,
Cujos raios decoram teus cabelos!
A Mãe do Universo destrói por completo
As tribulações do mundo pela corrente de sua pureza.

Tu, auspiciosa que estás para além do tempo,
Aceita minhas saudações sinceras à deusa da Palavra.
Tu resides nos Vedas (o conhecimento do *dharma*),
Nas ciências aplicadas (Etimologia, Fonética,
Gramática, Astrologia e outras) e nos ensinamentos
Espirituais (os *Upaniṣads*).
Tu resides em todos os planos da Consciência.

Tu és a manifestação do *Brahman* Supremo,
Tu te manifestas como a Luz eterna,
Deusa de todas as formas da Consciência
E da Palavra.
Ponho-me de joelhos diante de ti.

Sem ti, o mundo inteiro
Seria inerte ainda que animado.
Tu és a soberana do Conhecimento.
Minhas saudações a *Sarasvatī*.

Sem ti, o mundo inteiro
Seria mudo e ignorante para sempre.
Tu és a soberana da Palavra.
Minhas saudações a *Vāṇī*.

7. *GURU*: ESPIRITUALIDADE, MESTRE, APRENDIZAGEM, ENSINO, COMPREENSÃO

Antes de falar a respeito dos *gurus*, falemos dos *ṛṣis*, os sábios que "receberam" o Conhecimento espiritual dos Vedas durante suas meditações e o fizeram chegar até nós. Damos a eles, quando ensinam e quando transmitem, o nome de *gurus*.

Guru significa, literalmente, "pesado". Para que o discípulo esteja à altura de receber o conhecimento, é necessário primeiro firmá-lo, estabilizá-lo, encarregá-lo da prática e de tarefas.

Hoje, esse termo se tornou muito banal, muito superficial, e qualquer pessoa que ensine alguma coisa é um *guru*. Ouvimos sempre "meu guru de jardinagem" ou "meu guru de culinária"; mas um *guru* é, antes de tudo, aquele que conduz seu discípulo à realização espiritual.

Evidentemente, mesmo na Índia moderna, as crianças na escola cantam "invocações à *guru*" dirigindo-se à professora — mas isso é uma adaptação. Na realidade, todos os professores (de música, dança, matemática, psicologia, yoga, ayurveda etc.) são principalmente *ācāryās*, "os que ensinam aquilo que praticam e dominam".

Os *ācāryās* também merecem nosso respeito e gratidão, mas é importante entender a diferença porque não seria coerente, por exemplo, cantar o *Guru Stotra* (ver adiante neste capítulo) para seu professor de posturas de yoga.

O termo *guru* deve ser reservado aos mestres espirituais realizados. São chamados também de *jīvan mukta*, que quer dizer literalmente "alma liberta". Que significa isso? A maior parte das conclusões dos caminhos espirituais ocorre quase sempre no momento da morte de *sādhaka*, mas algumas almas são incumbidas da missão de vivenciar a famosa realização do Si Mesmo, o *mokṣa*, muito antes de sair do corpo para poder guiar os outros. São seres raros, que vivem em seus corpos, mas não dependem deles. Não fazem esforço para controlar suas emoções ou pensamentos, mas, pura e simplesmente, não se identificam com a personagem que encarnam e veem o mundo do ponto de vista da Consciência Pura.

Em se falando de *guru*, outro termo é importante: *guru śiṣya paramparā*. Voltando aos tempos védicos, não nos esqueçamos de que textos foram aprendidos de cor e transmitidos sem distorção durante centenas de horas. O princípio da transmissão se faz de mestre para discípulo e a prática sem modificação é a pedra angular do *Sanātana Dharma*.

Hoje, no Ocidente, quando aprendemos alguma coisa, queremos que isso ocorra à nossa maneira, mas isso não é de forma alguma aplicável aos ensinamentos do *Sanātana Dharma* e muito menos aos mantras.

Como mostra de aceitação desse princípio nas invocações aos mestres, às vezes toda a *guru śiṣya paramparā* (a linhagem dos mestres) é que deve merecer nosso respeito. Todos os aprendizes se beneficiam do impulso energético da linhagem. No Oriente, em geral, é raro que as personalidades espirituais insistam em inventar métodos pessoais (com exceção de alguns mestres de yoga influenciados pelo Ocidente).

Com frequência, o primeiro cuidado é descobrir uma linhagem pura e poderosa para navegar em seu "rio" de energia. Ao sentir nossa força, que se acha para além do mental, tomamos consciência, graças aos mantras, da importância das invocações dos mestres do passado.

Quando nós mesmos ensinamos alguma coisa (por exemplo, o yoga, os mantras etc.), o fato de lembrarmos os mestres com mostras de gratidão retira o peso da responsabilidade de nosso mental e permite-nos assumir a atitude de "compartilho isto com vocês, mas, se não gostarem, o problema não é meu; se gostarem, também não é".

Essas invocações ocorrem geralmente no começo e/ou no fim da prática/sessão/ensinamento, mas quase nunca em *japa* de várias vezes.

Também é auspicioso entoar as invocações aos mestres toda quinta-feira, o dia da semana especialmente ligado ao processo de aprendizagem, transmissão e espiritualidade. O planeta Júpiter/*Guru* é que governa a quinta-feira.

Grandes celebrações ocorrem ainda no dia de *Guru pūrṇimā* (Lua cheia do mês de julho).

MANTRA GURU

AUM Śrī Gurubhyo namaḥ Hariḥ AUM

"Saudações ao mestre espiritual."

GURU VANDANĀ

(Ref.: composto por Rāma em honra a seu mestre Vasiṣṭa)

Brahmānandaṁ paramasukhadaṁ kevalaṁ jñanamūrtiṁ,
Dvandvātītaṁ gaganasadṛśaṁ tatvamasyādilakṣyaṁ,
Ekaṁ nityaṁ vimalamacalaṁ sarvadhī-sākṣibhūtaṁ,
Bhāvātītaṁ triguṇa-rahitaṁ sadġuruṁ taṁ namāmi.

"O mestre espiritual é a personificação da beatitude
De *Brahman*, ele concede espontaneamente a felicidade suprema.
O mestre espiritual é vasto como o céu
E conheceu o sentido de *mahāvākya*, "Isto és tu".
O mestre espiritual é o Absoluto, o Conhecimento Supremo,
Ele está para além da dualidade, ele é eterno, puro e imutável,
Ele é a testemunha sublime de tudo.
O mestre espiritual ultrapassa o princípio das três *guṇas*
(*sattva, rajas, tamas*). Eu me prosterno diante desse Mestre espiritual verdadeiro."

ŚRĪ GURU STOTRAM

(Ref.: *Skanda purāṇa*)

Akhaṇḍa maṇḍalākāraṁ
Vyāptaṁ yena carācaram,
Tatpadaṁ darśitaṁ yena
Tasmai śrī Gurave namaḥ.

Ajñana timirāndhasya
Jñānāñjana śalākayā,
Cakṣurunmīlitaṁ yena
Tasmai śrī Gurave namaḥ.

Gurur Brahmā gurur Viṣṇuḥ
Gururdevo Maheśvaraḥ
Guruḥ sākṣāt parambrahma
Tasmai śrī Gurave namaḥ.

Sthāvaraṁ jaṅgamaṁ vyāptaṁ
Yatkiñcit sacarācaraṁ,
Tatpadaṁ darśitaṁ yena
Tasmai śrī Gurave namaḥ.

Cinmayaṁ vyāpi yat sarvaṁ
Trailokyaṁ sacarācaram,
Tatpadaṁ darśitaṁ yena
Tasmai śrī Gurave namaḥ.

Sarva śruti śiroratna
Virājita padāmbujaḥ,
Vedāntāmbuja sūryo yaḥ
Tasmai śrī Gurave namaḥ.

Caitanyaḥ śāśvataḥ śānto
Vyomātīto nirañjanaḥ,
Bindu nāda kalātītaḥ
Tasmai śrī Gurave namaḥ.

Jñānaśakti samārūḍhaḥ
Tattva mālā vibhūṣitaḥ,
Bhukti mukti pradātā ca
Tasmai śrī Gurave namaḥ.

Anekajanma samprāpta
Karmabandha vidāhine,
Ātmajñāna pradānena
Tasmai śrī Gurave namaḥ.

Śoṣaṇaṁ bhava sindhośca
Jñāpanaṁ sārasampadaḥ,
Guroḥ pādodakaṁ samyak
Tasmai śrī Gurave namaḥ.

Na guroradhikaṁ tattvaṁ
Na guroradhikaṁ tapaḥ,
Tattva jñānāt paraṁ nāsti
Tasmai śrī Gurave namaḥ.

Mannāthaḥ śrī jagannāthaḥ
Madguru śrī jagadguruḥ,
Madātmā sarva bhūtātmā
Tasmai śrī Gurave namaḥ.

Gururādiranādiśca
Guruḥ paramadaivatam,
Guroḥ parataraṁ nāsti
Tasmai śrī Gurave namaḥ.

Tvameva mātā ca pitā tvameva
Tvameva bandhuś ca sakhā tvameva,
Tvameva vidyā draviṇaṁ tvameva
Tvameva sarvaṁ mama deva deva.

"Saudações ao Mestre espiritual
Que revela a forma ininterrupta da existência,
Que impregna o animado e o inanimado neste Universo.
Saudações ao Mestre espiritual que abriu os olhos
Cegos pela ignorância com a ajuda da agulha
E da pomada do Conhecimento.

Saudações ao Mestre espiritual, a energia da criação
Oriunda de *Brahmā*, a energia da manutenção oriunda de *Viṣṇu*
E a energia da destruição das negatividades oriundas de *Śiva*.
O Mestre espiritual é a forma visível da Realidade Suprema.

Saudações ao Mestre espiritual que despertou a essência
De todos os seres e de todas as coisas, dos que se movimentam
Ou não, do animado e do inanimado.

Saudações ao Mestre espiritual que revelou
O que deve ser conhecido, a Consciência pura que impregna
Tudo nos três mundos, que impregna da mesma maneira
Tanto o animado quanto o inanimado.

Saudações ao Mestre espiritual cujos pés estão ornados
De joias das revelações dos Vedas. O Mestre é o Sol
Que faz florir o lótus do Conhecimento.
Saudações ao Mestre espiritual que é a Consciência
Imutável para além do tempo, que está na paz infinita,
Que é a pureza absoluta, para além do manifesto
E do não manifesto, para além do som e de sua origem.

Saudações ao Mestre espiritual que está instalado
No poder do Conhecimento,
Que está ornado com a guirlanda da Verdade e que abençoa
Com a prosperidade material e a libertação.

Saudações ao Mestre espiritual que é um dom
Do Conhecimento do Si Mesmo e que queima os nós kármicos
Acumulados nas encarnações precedentes.

Saudações aos pés do Mestre espiritual que é o rio contínuo
Da sabedoria decorrente da visão dos Vedas.
Sua água santificada, depois de lavar seus pés, resseca o oceano
Da ilusão, *saṁsāra*, revelando o verdadeiro contentamento.

Não há verdade superior à do Mestre espiritual,
Não há ascese superior à do Mestre espiritual.
Não há conhecimento superior ao do Mestre espiritual.
Saudações ao Mestre espiritual.

Saudações ao Mestre espiritual que é Supremo
No Universo, meu instrutor que é o instrutor
Do Universo. Aquele que é o Si Mesmo em Mim e em todos os seres.

Saudações ao Mestre espiritual que jamais nasceu
Mesmo que haja encarnado. O Mestre é a Verdade Suprema.
O Mestre espiritual é a divindade suprema de todos no Universo,
Está acima de tudo.
O Mestre é a mãe e o pai, o irmão e o amigo,
O Conhecimento e a Abundância,
O Mestre é tudo para mim, é minha divindade."

SAUDAÇÃO A VYĀSA

(Ref.: *Bhagavad-Gītā dhyānaṁ*)

AUM
Namo'stu te Vyāsa viśāla buddhe
Phullāravind āyatapatra netra,
Yena tvayā bhārata tailapūrṇaḥ
Prajvālito jñānamayaḥ pradīpaḥ

"Saudações a *Vyāsa*, aquele cujo intelecto é poderosíssimo,
Cujos olhos são como as pétalas do lótus em flor.
Saudações àquele que acende a lâmpada do Conhecimento,
Vertendo nela a história do *Mahābhārata* em vez do azeite."

GURU ŚIṢYA PARAMPARĀ ŚLOKA

(Ref.: *Advaita Vedānta*)

AUM
Sadāśiva samārambhāṁ
Śaṅkarācārya madhyamām,
Asmad ācārya paryantāṁ
Vandē guru paramparāṁ

"Saudações à linhagem dos mestres espirituais,
Que começa com *Sadāśiva*,
Continua com *Ādi Śaṅkarācārya*
E chega ao meu instrutor atual."

INVOCAÇÃO A ŚAṄKARĀCĀRYA

AUM
Śruti smṛti purāṇanāṁ
Ālayaṁ karuṇālayam
Namāmi bhagavat pada
Śaṅkaraṁ loka Śaṅkaraṁ

"Os textos espirituais oriundos dos *Vedas*
Repousam na morada da compaixão,
Que são os pés de *Ādi Śaṅkarācārya*.
Saudações ao sábio entre os sábios de todos os mundos."

SAUDAÇÃO A PATAÑJALI

(Ref.: texto escrito pelo rei Bhojadeva, século XI)

AUM
Yogena cittasya padena vācaṁ
Malaṁ śarīrasya ca vaidyakena
Yo'pākarottaṁ pravaraṁ munīnāṁ
Patañjaliṁ prāñjalirānato'smi
Ābāhu puruṣākāraṁ
Śaṅkha cakrāsi dhāriṇam
Sahasra śirasaṁ śvetaṁ
Praṇamāmi Patañjalim

"Reverenciemos o mais nobre dos sábios, *Patañjali*,
Que traz a serenidade do espírito por sua obra no yoga,
A clareza do discurso por sua obra na gramática
E a pureza do corpo por sua obra na medicina.
Reverenciemos *Patañjali*, uma encarnação
Da serpente cósmica *Adiśeṣa*,
Cuja parte superior do corpo tem forma humana,
Cujos braços sustentam uma concha e um disco,
Que está coroado pela cobra de mil cabeças."

8. *ŚIVA*: BEM-ESTAR, TERAPIA, SAÚDE, SUPERAÇÃO DOS MEDOS, REALIDADE TRANSCENDENTAL, O ABSOLUTO

Provavelmente, o arquétipo mais conhecido e mais rico de formas e significados é o de *Śiva*. Se a maioria das divindades aparece nos *purāṇas* (textos posteriores aos Vedas, com grande número de relatos mitológicos e simbólicos), *Śiva* está presente na literatura védica desde o surgimento da tradição. Nos Vedas, seus dois nomes são quase sempre *Īśā* e *Rudra.*

Īśā é um arquétipo que liga *Śiva* a seu aspecto de governante e ser auspicioso. Mais tarde, no budismo, *Īśā* se tornará um dos oito guardiães dos pontos cardeais e colaterais, encarregando-se do ponto Norte. Vale a pena fazer o paralelo desse significado, pois, segundo a ciência da organização do espaço e da arquitetura, *Vāstu śāstra,* o Norte está associado às riquezas, ao conhecimento, à proficiência. Portanto, desde as primeiras menções védicas, a conotação de *Śiva* sob a forma de *Īśā* aponta para essa função benfazeja, que semeia bênçãos sobre todos os planos.

Rudra é uma faceta de *Śiva* um pouco diferente, ligada antes de tudo ao elemento do vento: secar, esvaziar, despojar são as funções de *Rudra.* Ele é também aquele que ruge e assusta. É o destruidor das energias gastas e das experiências concluídas, o transformador que assegura o início de um novo ciclo.

Ainda hoje, *Śrī Rudram* (no *Kṛṣṇa Yajurveda*) é um dos mais poderosos e conhecidos textos védicos dedicados a *Śiva.* É também nele que o nome *Śiva* aparece pela primeira vez, mas de maneira muito episódica e pouco marcante, perdido entre inúmeros outros. Entretanto, é justamente aí que nasce o célebre mantra *Pañcākṣari*: *Namaḥ Śivāya ca.*

Mais tarde, na literatura purânica, o arquétipo de *Rudra,* aquele que despoja e destrói, volta no momento histórico da agitação do oceano cósmico *Sāmudra Manthana.* A seguir apresentamos seu sentido.

Nos tempos antigos, os *devatās* (seres divinos ou, simbolicamente, as tendências puras e elevadas do mental) e os *asuras* (seres demoníacos ou as tendências negativas do homem) queriam sorver *amṛt,* o néctar da imortalidade (que simboliza o despertar, *mokṣa*). Informados de que *amṛt* estava no fundo do oceano cósmico (imagem da consciência humana), eles decidiram juntar esforços para recolhê-lo.

Durante *Sāmudra Manthana* (a agitação do oceano representa, simbolicamente, o caminho espiritual onde o ser realiza um trabalho sobre si mesmo), um veneno mortal, *hala-hala*, escapou de lá (são as negatividades que assomam à superfície durante o processo de purificação mental). Nesse instante, *Śiva* aparece sob seu aspecto *Rudra* e bebe o veneno. Uma noite inteira, ele o retém na garganta, que se torna azul (por isso, recebe o nome de *Nīlakaṇṭha*). Em outras versões, sua mulher, *Pārvatī*, aperta seu pescoço e sua garganta para impedir que o veneno invada o corpo. Nos dois casos, o sentido simbólico alude à purificação do mental por meio do *Viśuddha cakra* (quinto centro energético), feita com recurso ao silêncio ou à recitação de mantras. Por causa dessa constrição, lágrimas escorrem dos olhos de *Rudra* e onde elas tombam nascem as árvores de *rudrākṣa*.

Śiva é, portanto, o patrono de todos os ascetas e yogues. Primeiro mestre espiritual, traz o nome de *Dakṣiṇāmūrti*, que alude ao primeiro ensinamento no Universo, quando *Śiva* já não estava meditando, mas se voltara para o sul (*dakṣiṇā*) e começara a ministrar lições aos sete sábios reunidos à sua volta. A transmissão dessas lições dependia de um profundo silêncio interior.

Uma outra forma, com conotação semelhante à de *Rudra*, é a da destruição, da aniquilação, ou melhor, da reestruturação: *Śiva Bhairava*. Essa forma estará presente com frequência no Tantra, onde *Bhairava* se tornou sinônimo da Realidade Suprema, da Consciência Vibrante que ocorre para além da vibração audível.

De maneira um tanto paradoxal, *Śiva* é a força que assegura a destruição e o caráter cíclico do tempo. O rei da dança celeste, *Naṭarāja*, não se detém um instante sequer, enquanto *Śiva* é o infinito, o permanente, a Consciência Pura determinada por uma forma: está além do tempo e do espaço. Como resolver este paradoxo: o movimento perpétuo e a estabilidade eterna?

Tomemos o exemplo do átomo: os elétrons giram em torno do núcleo constituído de prótons e nêutrons, sendo exatamente essa dança incessante dos elétrons que assegura a estabilidade da estrutura — pois, se os elétrons pararem, o átomo entra em colapso. Ocorre o mesmo com o arquétipo de *Śiva*, que age e ao mesmo tempo está além das mudanças provocadas pela ação.

Encarnando essa ideia do permanente e infinito, *Śiva* é quase sempre associado às montanhas, sobretudo ao Himalaia. Também é tradicionalmente representado com o corpo branco como a neve (ou a cânfora). As representações de *Śiva* com o corpo azul são erros iconográficos modernos, confusões com as imagens de *Kṛṣṇa* e *Rāma*.

As duas montanhas que, ao longo dos séculos, representam *Śiva* são: *Kailās* (no Himalaia tibetano) e *Aruṇācala* (nas cordilheiras de Tamil Nadu). Elas são não apenas o símbolo de *Śiva*, mas também suas moradas, seus corpos materiais. As peregrinações a essas duas montanhas são consideradas as joias das asceses yogues.

Outra representação de *Śiva*, não antropomórfica, é o *Liṅga*, "o "signo da totalidade", na tradução literal do sânscrito. Esse objeto em forma de ovo denuncia o caráter não manifesto da consciência — qualquer coisa não limitada por formas e atributos, que está além do mundo aparente e mutável. Ainda que a percepção de *Liṅga* como imagem do falo exista, seu sentido ultrapassa a ideia de procriação. Antes de tudo, no Tantra (onde os arquétipos de *Śiva* e *Śakti* são essenciais), *Śiva* é o princípio da inércia, da unidade: uma parede branca. Representa o princípio da ação e é o quadro que se pendura nessa parede. O espermatozoide que carrega informação é a Consciência Eterna e, portanto, *Śiva*; uma vez entregue a informação, já pouco lhe resta fazer, ao passo que o óvulo, depois de fecundado, inicia uma ação perpétua a fim de construir o veículo material único: é o potencial de *Śakti*. Essa força criadora do feminino, representada pelo pedestal que sustenta *Liṅga*, chama-se *Yoni*.

Por fim, a forma que funde o princípio de *Śiva* com o de *Śakti* é *Ardhanārīśvara*: metade masculina, metade feminina. Essa forma não reproduz a união sexual entre o homem e a mulher, como é às vezes interpretada, mas a coesão dos dois princípios indissociáveis: *Prāṇa śakti*, a pulsação da vida nos cinco elementos, e *Manasa śakti*, o potencial da Consciência. Sem esses dois princípios, a vida seria impossível. Nenhum ser ou fenômeno pode existir sem a colaboração desses dois aspectos, que nunca existem um sem o outro. Ouvimos frequentemente esta expressão resumida: "Por meio do despertar de *Kuṇḍalinī*, *Śakti* vai se unir a *Śiva*"; mas, na realidade, *Śiva* e *Śakti* jamais se separam.

Perfil "social" e arquetípico de *Śiva*

1. Em dupla com:
   — *Parvatī/Umā/Gaurī/Ambika* (arquétipo feminino associado ao casamento, à vida familiar, à devoção e à fecundidade)
   — *Kālī* (arquétipo feminino da destruição do ego e das tendências negativas do mental)
   — *Durgā* (arquétipo feminino associado à força e à proteção)
   — *Lalitā Tripura Sundarī* (arquétipo feminino da encenação dos jogos que garantem o curso da existência)
2. Pai de:
   — *Gaṇeśa* (arquétipo da firmeza, da confiança, da superação de obstáculos)
   — *Kārttikeya/Skanda/Murugan/Subrahmaṇya* (arquétipo da força e da juventude eterna obtidas pelo controle da energia sexual)

3. Centro energético: *Ājñā*, sexto *cakra*
4. Elemento: Consciência
5. Nomes diversos:

<table>
<tr><td>ŚIVA</td><td>Auspicioso</td></tr>
<tr><td>SADĀŚIVA</td><td>Bem-estar eterno</td></tr>
<tr><td>RUDRA</td><td>O que ruge</td></tr>
<tr><td>ĪŚĀ</td><td>Governante</td></tr>
<tr><td>MAHEŚVARA</td><td rowspan="2">Governante Supremo</td></tr>
<tr><td>PARAMEŚVARA</td></tr>
<tr><td>ŚAMBHU</td><td>O que mantém o equilíbrio durante a grande dissolução cósmica</td></tr>
<tr><td>KĀLĀGNI</td><td>O fogo que destrói pela força do tempo</td></tr>
<tr><td>VIŚVANĀTHA</td><td>Governante do mundo inteiro</td></tr>
<tr><td>NĪLAKAṆṬHA</td><td>O que tem o pescoço azul</td></tr>
<tr><td>ŚAṄKARA</td><td>O que abençoa com a prosperidade, o que é propício</td></tr>
<tr><td>NAṬARĀJA</td><td>Rei da dança</td></tr>
<tr><td>TRINETRA</td><td rowspan="2">O que tem os três olhos abertos e acede ao Conhecimento Supremo</td></tr>
<tr><td>TRYAMBAKA</td></tr>
</table>

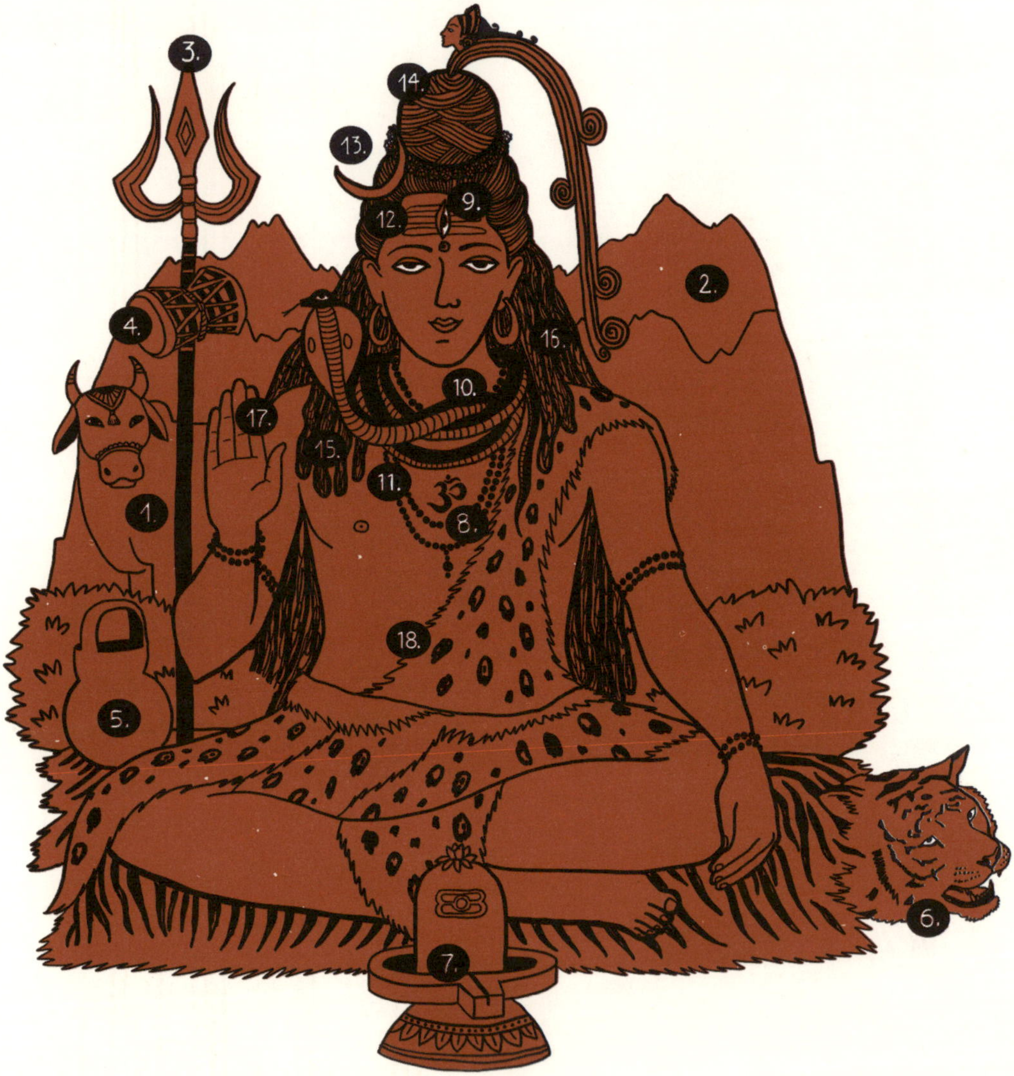

1.
2.
3.
4.
5.
6.
7.
8.
9.
10.
11.
12.
13.
14.
15.
16.
17.
18.

1. Veículo touro branco: *Nandi vāhana* — beatitude e alegria suprema
2. Montanhas nevadas do Himalaia ao longe e em volta: eternidade, silêncio, isolamento. Monte *Kailāsa* considerado como o *Lingam* universal e a morada de *Śiva*
3. Tridente: *triśūla* — 3 canais energéticos: *Iḍā* (lunar), *Piṅgalā* (solar) e *Suṣumnā* (central ou aquele que é do fogo). Também 3 potenciais: *Jñāna śakti* (intelectual), *Ichā śakti* (desejo) e *Kriyā śakti* (ação) (ver p. 68)
4. Pequeno tambor: *ḍamaru* — vibração do som cósmico *Brahma śabda* da destruição para iniciar uma reconstrução
5. Bilha feita de cabaça: *kamaṇḍalu* — para transportar água: renúncia à vida material e pureza do mental, essa bilha contém no fundo *amṛt*, o néctar da imortalidade
6. Pele de tigre utilizada como tapete de meditação e roupa: os comportamentos animais presentes na vida humana (desejos incontroláveis, emoções negativas, domínio dos sentidos), bem como a identificação com o ego, são anulados
7. *Liṅga* — poder total da Consciência, a forma mais abstrata de *Śiva*
8. AUM no peito: a Consciência pura e a fonte de todas as vibrações
9. Terceiro olho aberto: acesso à visão do além, à consciência e à experiência espiritual
10. Serpente: *bhujaṅga* — em volta do pescoço, como guirlanda: a energia de *kuṇḍalinī* despertada e dominada
11. Colar de contas sagradas: *Rudrākṣa mālās* — absorção na recitação de mantras, na vibração divina
12. Três traços brancos: *tripundara* — marcados com cinzas na fronte: 3 *guṇas* (*sattva, rajas, tamas*) (ver pp. 78 e 134); o yogue realizado está além do mundo mutável
13. Crescente da lua: *Ardha Chandrā* — na fronte: o tempo e o caráter cíclico, bem como a instabilidade do mental, são transcendidos
14. Cabelos em coque com rio celeste *Gaṅgā* que sai deles: a pureza e as bênçãos do mundo espiritual se encarnam na matéria após as asceses
15. Mechas: *jaṭas* — que descem do coque do asceta: as raízes da Criação estão na Consciência e não na matéria (como o símbolo da árvore de *banyan*). Também o ar, *vāyu*, que nutre com *prāṇa*, a energia vital, todos os seres vivos
16. Brincos: *kuṇḍalas* — que são invisíveis. *Alakṣya* — onipresença e imperceptibilidade da Consciência
17. Gesto de ausência de medo: *abhaya mudrā* — desapego e quietude
18. Cinzas que recobrem o corpo: *vibhūti* — compreensão de que, um dia, todos os objetos e todas as formas se tornarão pó

Mantras e *ślokas* de *Śiva*

MANTRA ŚIVA PAÑCHĀKṢARI

(Ref.: *Śrī Rudram, Kṛṣṇa Yajurveda*)

Namaḥ Śivāya ca
ou
AUM namaḥ Śivāya

"Saudações Àquele que abençoa com o bem-estar."

MANTRA RUDRA MAHĀ

(Ref.: *Śrī Rudram, Kṛṣṇa Yajurveda*)

AUM
Śambhave namaḥ,
Namaste'stu Bhagavan Viśveśvarāya, Mahādevāya,
Tryambakāya, Tripurāntakāya, Trikāgnikālāya,
Kālāgni rudrāya, Nīlkaṇṭhāya, Mṛtyuñjayāya,
Sarveśvarāya, Sadāśivāya, Śrīmān Mahādevāya namaḥ

"Honra ao príncipe do Divino
Que mantém o Equilíbrio universal,
Que anima todos os vivos,
O Princípio Supremo,
Aquele cujo terceiro olho (visão interior) está aberto,
Governante dos três planos
(terrestre, paradisíaco, infernal),
Encarnação dos três fogos sacrificiais,
Aquele que queima com o fogo,
Aquele que tem o pescoço azul,

Aquele que transcende a morte,
Governante de tudo,
Onipotente e absoluto,
Ser Supremo."

MANTRA MAHĀMṚTYUÑJAYA

(Ref.: *Mahānārāyaṇa Upaniṣad, Kṛṣṇa Yajurveda*)

AUM
Tryambakaṁ yajāmahe
Sugandhiṁ puṣṭi vardhaṇam,
Urvārukam iva bandhanān
Mṛtyor mukṣīya mā'mṛtāt.

"Honra Àquele cujos três olhos percebem a realidade,
Cujo perfume impregna todos os seres.
Assim como um pepino maduro se desprende de seu talo,
Possa eu ser libertado da morte do corpo
E realizar minha natureza imortal[8]."

[8] Esse mantra é cantado tradicionalmente em todos os momentos ligados ao medo e às apreensões (transições, viagens, doenças) e ao início de um ciclo: o dia do aniversário, antes do casamento, antes do parto, antes de uma mudança de casa, antes de assumir um emprego, antes, durante e após uma morte. É um dos principais instrumentos da mantraterapia, embora também profundamente espiritual, que pode conduzir à libertação final.

MANTRA RUDRA GĀYATRĪ

AUM
Tat Puruṣāya vidmahe,
Mahādevāya dhīmahi,
Tanno Rudraḥ pracodayāt.

"Concentramo-nos na natureza do ser original.
Meditamos sobre o Governante Supremo.
Que Aquele que ruge nos ilumine!"

KARPŪRA GAURAM

AUM
Karpūra gauram karunāvatāram
Samsara sāram bhujagēndra hāram
Sadā vasantam hṛdayāravindē
Bhavam Bhavāni sahitam namāmi.

"Aquele que é branco como a cânfora,
Aquele que é a encarnação da Compaixão,
Aquele que é a causa dos ciclos de reencarnação,
Aquele que é ornado de serpentes,
Eternamente radioso, que mora nos corações
De quem se dirige a ele,
Saudações aos dois, a *Śiva* e sua consorte *Śakti*."

LIṄGĀṢTAKAM

AUM
Brahmamurāri-surārcita-liṅgaṁ
Nirmalabhāsita-śobhita-liṅgam,
Janmajaduḥkha-vināśana-liṅgaṁ
Tat praṇamāmi Sadāśiva-liṅgam,

Devamuni-pravarārcita-liṅgaṁ
Kāmadahaṁ karuṇākara-liṅgam,
Rāvaṇadarpa-vināśana-liṅgaṁ
Tat praṇamāmi Sadāśiva-liṅgam.

Sarvasugandhi-sulepita-liṅgaṁ
Buddhi-vivardhana-kāraṇa-liṅgam,
Siddha-surāsura-vanditaliṅgaṁ
Tat praṇamāmi Sadāśiva-liṅgam,

Kanaka-mahāmaṇi-bhūṣita-liṅgaṁ
Phanipati-veṣṭita-śobhita-liṅgam,
Dakṣa-suyajña-vināśana-liṅgaṁ
Tat praṇamāmi Sadāśiva-liṅgam.

Kuṅkuma-candana-lepita-liṅgaṁ
Paṅkaja-hāra-suśobhita-liṅgam,
Sañcitapāpa-vināśana-liṅgaṁ
Tat praṇamāmi Sadāśiva-liṅgam.

Devagaṇārcita sevita-liṅgaṁ
Bhāvair-bhaktibhireva ca liṅgam,
Dinakara-koṭi-prabhākara liṅgaṁ
Tat praṇamāmi Sadāśiva-liṅgam.

Aṣṭadalopariveṣṭita-liṅgaṁ
Sarva-samudbhava-kārana-liṅgam,
Aṣṭa-daridra-vināśana-liṅgaṁ
Tat praṇamāmi Sadāśiva-liṅgam.

Suraguru-suravara-pūjita-liṅgaṁ
Suravanapuṣpa-sadārcita-liṅgam,
Paramapadaṁ paramātmaka-liṅgaṁ
Tat praṇamāmi Sadāśiva-liṅgam.

"Honra a Śiva *liṅgaṁ*, a forma que incorpora as energias
Da criação (Brahmā), da manutenção (*Viṣṇu*)
E da destruição (*Śiva*). Que é puro, brilhante e perfumado.
Sua energia destrói o ciclo dos nascimentos e das mortes.
Eu me abandono ao poder de *Sadāśiva liṅgaṁ*.

Honra a *Śiva liṅgaṁ*, a forma reverenciada pelos seres
Divinos e pelos sábios/yogues, o destruidor do desejo,
Infinitamente compassivo e que retira nosso orgulho
Como o do demônio *Rāvaṇa*.
Eu me abandono ao poder de *Sadāśiva liṅgaṁ*.

Honra a *Śiva liṅgaṁ*, a forma que consiste em diferentes essências
Perfumadas. A energia que conduz à elevação espiritual
E desenvolve a inteligência, o discernimento.
Aquele que é glorificado pelos yogues místicos,
Pelos seres divinos e pelas forças obscuras.
Eu me abandono ao poder de *Sadāśiva liṅgaṁ*.

Honra a *Śiva liṅgaṁ*, a forma decorada com ouro
E pedras preciosas, em volta da qual se enrolam as serpentes.
O *liṅgaṁ* que destrói o ritual do grande ancestral *Dakṣa*.
Eu me abandono ao poder de *Sadāśiva liṅgaṁ*.

Honra a *Śiva liṅgaṁ*, a forma constituída
Pelo *kuṅkumam* e pela essência de sândalo,
Que é ornada de guirlandas de lótus.
O *liṅgaṁ* que destrói as más ações perpetradas no passado.
Eu me abandono ao poder de *Sadāśiva liṅgaṁ*.

Honra a *Śiva liṅgaṁ*, a forma venerada pelos seres
Divinos com forte devoção e concentração.
A forma com o brilho de milhões de sóis.
Eu me abandono ao poder de *Sadāśiva liṅgaṁ*.
Honra a *Śiva liṅgaṁ*, a forma rodeada de oito flores abertas.
O *liṅgaṁ*, que é a origem e que destrói os 8 tipos de pobreza.
Eu me abandono ao poder de *Sadāśiva liṅgaṁ*.

Honra a *Śiva liṅgaṁ*, a forma venerada
Com flores do jardim celeste pelo Mestre espiritual
Dos entes divinos (*Bṛhaspati*). Aquele que encarna a Consciência Suprema, que é transcendente e fonte da alma.
Eu me abandono ao poder de *Sadāśiva liṅgaṁ*.

Aquele que recita este hino de oito partes
Diante de *Śiva liṅgaṁ* acumulará méritos,
Se aproximará de *Śiva* e conhecerá a beatitude!"

9. *DURGĀ* E *KĀLĪ*: PROTEÇÃO, FORÇA GUERREIRA, CORAGEM, PURIFICAÇÃO E DESTRUIÇÃO DO EGO

Ligados sobretudo ao desenvolvimento do tantrismo, os arquétipos de *Durgā* e *Kālī* encarnam as energias quase opostas à imagem habitual do sagrado feminino. Essas duas deusas são portadoras do poder, da destruição das negatividades e das impurezas: violentas e agressivas, não têm medo nem piedade. Entretanto, elas não combatem a pessoa, o *sādhak*, o devoto, e sim as tendências negativas de seu mental, as atitudes que afastam o buscador espiritual do estado do yoga.

Durgā e *Kālī* não aparecem nos textos védicos. Apenas o *Devī Sukta*, o hino védico que se dirige à Mãe Divina, pode ser considerado uma primeira referência a esse vasto arquétipo. As primícias de seus cultos pertencem às culturas tribais e se desenvolvem em torno da Mãe Divina. *Durgā* e *Kālī* entram em cena e se tornam arquétipos extremamente populares com a evolução do saktismo de Bengala e do tantrismo da "mão esquerda", *Vāmācāra*.

É nos relatos mitológicos dos *purāṇas*, e notadamente no texto seminal do saktismo, *Devī Māhātmyam* (conhecido também como *Durgā Saptashatī* ou *Caṇḍīpāṭha*), que *Durgā* e *Kālī* surgem com força.

Durgā é a personagem principal de *Devī Māhātmyam*, enquanto *Kālī* é a forma emanada de *Durgā* para ajudá-la a destruir um dos demônios na batalha final.

O nascimento de *Durgā* nos permite compreender melhor o contexto e as intenções desse arquétipo.

Havia um demônio chamado *Mahiṣa* que, após longas e severas austeridades, recebera o superpoder de não ser vencido nem morto por nenhuma entidade do mundo divino. Esse superpoder, contudo, tinha uma exceção: uma mulher poderia matá-lo. Ao saber disso, todas as divindades masculinas se reuniram para criar uma guerreira excepcional, com poderes divinos. Ofereceram-lhe então as partes de seu corpo e armas. Esse episódio realça o fato de o arquétipo de *Durgā* possuir atributos masculinos, mas encarnados por meio do poder feminino, *Parā śakti*.

Mahiṣāsura, nessa história, simboliza o ego e a tendência humana a se identificar com ele. A Consciência Pura (representada pelo masculino) não consegue aniquilá-lo. O ego, nascido da interação da Consciência com a matéria, só pode ser "morto" pelas energias materiais.

Vale notar também que, durante suas múltiplas batalhas com demônios de vários tipos, *āsuras*, *Durgā* faz emanarem de si mesma outras formas que a ajudam (as *Mātṛkās* ou *Kālī*) e que são sempre personagens femininas.

Assim, *Kālī* emana de *Durgā* no momento de seu combate com *Raktabīja*. Esse demônio excessivamente cruel possuía o seguinte poder terrível: toda vez que uma gota de seu sangue caía por terra, fazia nascer dois novos *Raktabījas*. Em sânscrito, *rakta* significa literalmente "sangue"; e *bīja*, "semente". Esperta, *Durgā* pediu então a *Kālī* que desenrolasse sua língua sobre o chão para que toda a Terra ficasse coberta por ela. *Kālī* engoliu assim todas as gotas do sangue dos *Raktabījas*, impedindo-as de ser "fecundadas".

O simbolismo dessa história explica o processo de nossas batalhas travadas com as técnicas de concentração e meditação. Sempre que tentamos "decepar a cabeça" de nossos pensamentos, eles engendram outros, indefinidamente. Apenas pela graça de *Kālī*, que dissolve todos os pensamentos no negrume cósmico, podemos nos libertar da agitação mental.

À primeira vista, a imagem de *Kālī* talvez pareça atroz e macabra. Ela é descrita como Aquela que reside nos locais de cremação e que dança sobre cadáveres. Mas um simbolismo apaixonante está oculto por trás dessas imagens vigorosas: os crematórios são lugares onde todos os objetos se transformam em cinzas, onde todas as formas se diluem no fogo da transformação e perdem suas identidades. É exatamente esse o momento em que termina o apego ao ego. Os cadáveres representam as identidades temporárias que são rejeitadas como as peles mortas das serpentes ao longo da vida humana: um aluno na escola, um universitário, um detentor de cargo importante etc. Todas essas identidades são falsas, todas se tornam, no devido tempo, cadáveres sob os pés de *Kālī*.

Perfil "social" e arquetípico de *Durgā*

1. Associada a *Śiva* (mas não sua esposa; sua esposa é *Pārvatī*)
2. Centros energéticos:
   Mūlādhāra, primeiro *cakra*
   Maṇipūra, terceiro *cakra*
3. Elementos: Terra e Fogo

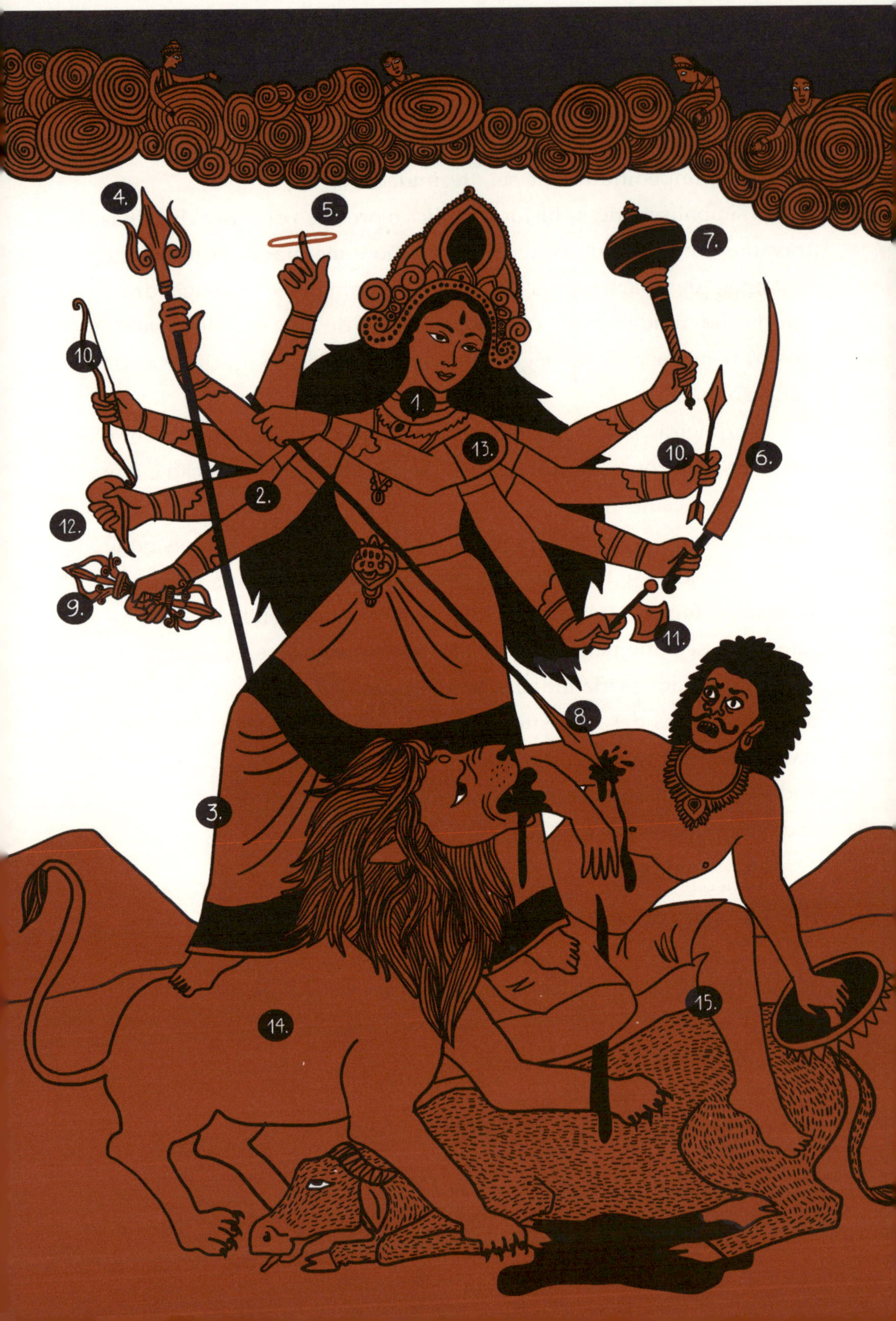

4.
5.
7.
10.
1.
13.
10.
6.
2.
12.
9.
11.
8.
3.
15.
14.

1. Rosto que irradia paz: oferenda de *Śiva*
2. Braços infinitamente longos e fortes: oferenda de *Viṣṇu*
3. Pernas compridas: oferenda de *Brahmā* — firmeza
4. Tridente: oferenda de *Śiva*: *triśūla* — três canais energéticos: *Iḍā* (lunar), *Piṅgalā* (solar) e *Suṣumnā* (central ou do fogo). Igualmente, três poderes: *Jñāna śakti* (intelecto), *Ichā śakti* (desejo) e *Kriyā śakti* (ação) (ver p. 68)
5. Disco: *sudarśana cakra* — oferenda de *Viṣṇu*: o potencial do divino de seccionar (estações, astros e planetas, tipos e espécies)
6. Espada: *khaḍga* — oferenda de *Yaṁa*: capacidade de distinguir o eterno do efêmero
7. Maça: *gadā* — oferenda de *Kubera*: a força
8. Lança: *śūla* — oferenda de *Agni*: ela perfura o desejo e a inveja
9. Raio-diamante: *vajra* — oferenda de *Indra*: a pureza de intenção espiritual
10. Arco e flechas: oferenda de *Sūrya* — técnicas de concentração
11. Machadinha: *ankus* — oferenda de *Viśvakarma*: força que corta os apegos materiais
12. Concha: *śaṅkhā* — oferenda de *Vāyu*: som sagrado AUM
13. Dez braços: ação nos oito pontos cardeais e colaterais, e para cima/para baixo
14. Leão: *siṁha vāhana* — oferenda de *Himalaia*, o rei das montanhas: a ânsia de prazeres dominada.
15. Demônio vencido, meio homem e meio búfalo: *Mahiṣāsura* — a identificação com o ego é destruída

Perfil "social" e arquetípico de *Kālī*

1. Associada a *Śiva* (mas não sua esposa; sua esposa é *Pārvatī*)
2. Centros energéticos:
   Mūlādhāra, primeiro *cakra*
   Ājñā, sexto *cakra*
3. Elementos: terra e Consciência

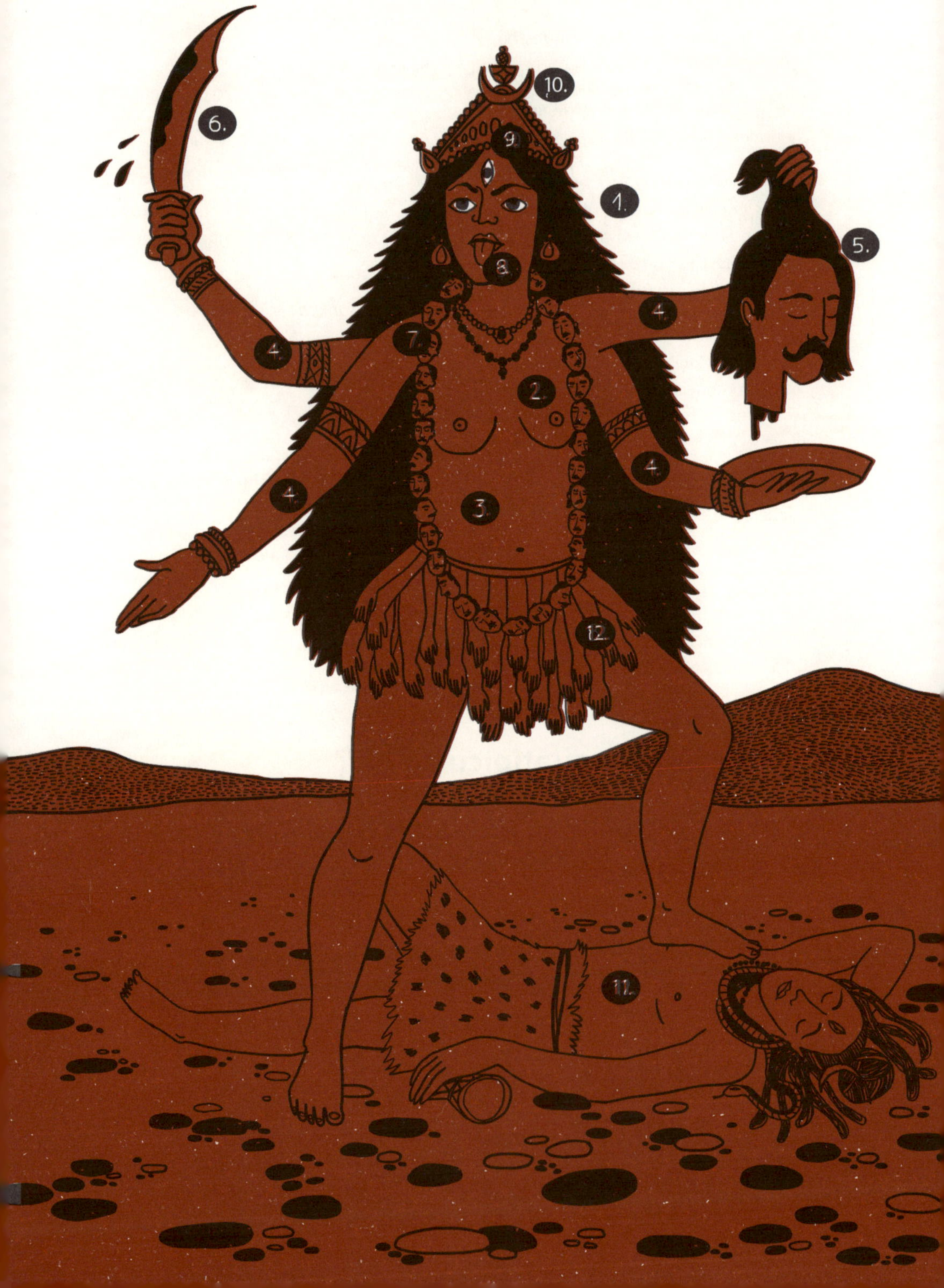
10.
6.
9.
1.
5.
8.
7.
4.
4.
2.
4.
4.
3.
12.
11.

1. Aspecto assustador: poder sem limites no domínio das negatividades do mental 2. Nudez: quando o Universo é destruído, só restam o tempo e o espaço 3. Pele negra ou azul-escura: o cosmos, o espaço da noite dos tempos onde não se distingue nenhuma forma — portanto, nenhum apego ao ego já existe 4. Quatro braços: as quatro direções do espaço, identificadas com o ciclo completo do tempo — manhã, meio-dia, tarde e noite 5. Cabeça decepada sustentada pela mão esquerda: *vasanas* — as tendências negativas do indivíduo são destruídas: nada escapa ao poder do tempo 6. Espada: *khaḍga* — desapego da identificação com o ego 7. Guirlanda de 51 cabeças decepadas: *muṇḍamālā* — o alfabeto sânscrito, *varṇamālā*, sua energia dá força a todas as vibrações 8. Língua comprida estirada: técnica avançada do yoga *Kheçarī mudrā*.	Quando a língua se solta do freio que a prende ao palato, fica livre para penetrar na garganta e recolher o líquido cefalorraquidiano (LCR), considerado como *amṛt*, o néctar 9. Terceiro olho aberto: a onisciência e o acesso à realidade transcendental além do tempo e do espaço 10. Crescente lunar: *Ardha Candrā* — na fronte: o tempo e o caráter cíclico, bem como a instabilidade do mental, são transcendidos 11. *Śiva* espezinhado: a Consciência é passiva e prepara a cena para a dança da matéria, que é ativa. No *Devī Māhātmyam*, depois de vencer os demônios, *Kālī* ficou sozinha no campo de batalha. Tomada de alegria, pôs-se a dançar, mas sua força era tamanha que a terra começou a tremer. A fim de detê-la, *Śiva* deitou-se entre os cadáveres e ofereceu a *Kālī* seu peito, para que ela o usasse como palco. 12. Saia de braços cortados: libertação dos frutos do karma passado

Diversos nomes de *Durgā* e *Kālī* (frequentemente utilizados por ambas) e as nove formas de *Nava Durgās*:

DURGĀ	Difícil de ser abordada
KĀLĪ	Negra, Aquela que transcende o tempo
UMĀ	Resplandecente
MAHIṢĀSURAMARDINĪ	Aquela que matou *Mahiṣāsura*
MĀHEŚVARĪ	Mãe Divina
ŚAṄKARĪ	Propícia, Aquela que traz bom augúrio
CĀṆḌIKĀ	Feroz, intensa
AMBĀ	Mãe
BHUVANEŚVARĪ	Soberana do Universo

1. ŚAILAPUTRĪ	Filha do Himalaia
2. BRAHMACĀRIṆI	Virgem
3. CANDRAGHAṆṬĀ	Aquela que tem a Lua por ornamento
4. KŪṢMĀṆḌA	Criadora do Universo
5. SKANDA MĀTĀ	Mãe de *Skanda*, *Kārttikeya*
6. KĀTYĀYANĪ	Filha do sábio *Kātyāyana*
7. KĀLARĀTRĪ	Negra como a noite
8. MAHĀGAURĪ	Aquela que completou uma grande ascese para desposar *Śiva*
9. SIDDHIDĀTRĪ	Aquela que confere os poderes místicos

Mantras e *ślokas* de *Durgā* e *Kālī*

AUM parā śaktyai namaḥ

"Saudações à energia primordial."

AUM Śiva Śaktiyakya rūpinyai namaḥ

"Saudações à Consciência e à Energia encarnadas."

AUM Aiṁ Hrīṁ Klīṁ Cāmuṇḍāyai viche

"Saudações ao tríplice aspecto da Mãe Divina: conhecimento, nutrição, atração."

AUM Duṁ Durgāyai namaḥ

"Saudações à deusa da Proteção."

AUM Kālikaye namaḥ

"Saudações à deusa que purifica o mental."

MANTRA DEVĪ

(Ref.: *Siddha kuñjikā Stotram*)

AUM
Aiṁkārī sṛṣṭi rūpāyai
Hrīṁkārī pratipālikā
Klīṁkārī kāma rūpiṇyai
Bīja rūpe namo'stu te.

"Aquela que cria,
Aquela que protege,
Aquela que liberta dos desejos.
Saudações Àquela que se encarna nos mantras seminais."

ŚAKTI ŚLOKA

(Ref.: *Aparājitā stotram, Devī Māhātmyam*)

AUM
Yā Devī sarva bhūteṣu
Śakti rūpeṇa saṁsthitā,
Namastasyai namastasyai
Namastasyai namo namaḥ.

"Saudações à Mãe Divina
Que reside em todos os seres como a energia
(potencial intelectual, potencial do desejo, potencial da ação)."
(ver p. 68.)

MANTRA DURGĀ GĀYATRĪ

AUM
Kātyāyanāya vidmahe,
Kanyākumārī dhīmahi,
Tanno Durgiḥ pracodayāt.

"Concentramo-nos n'Aquela que mata o ego.
Meditamos sobre a deusa imaculada.
Que Aquela que é difícil de abordar nos ilumine!"

MANTRA KĀLĪ GĀYATRĪ

AUM
Mahā Kālyai ca vidmahe,
Śmaśāṇa vāsinyai ca dhīmahi,
Tanno Kālī pracodayāt.

"Concentramo-nos n'Aquela que retira a ignorância.
Meditamos sobre Aquela que reside nos lugares
De cremação (lugares de dissolução final de todos os seres vivos).
Que Aquela que transcende o tempo nos ilumine!"

DEVĪ KAVACA

(Ref.: *Mārkaṇḍeya Purāṇa, Devī Māhātmyam,* 4.24-27)

AUM
Śūlena pāhi no Devı
Pāhi khaḍgena Cāmbike,
Ghaṇṭā svanena naḥ pāhi
Cāpajyāniḥ svanena ca.

Prācyāṃ rakṣa pratīcyaṃ ca
Caṇḍike rakṣa dakṣiṇe,
Bhrāmaṇenātma śūlasya
Uttarasyāṃ tatheśvarī.

Saumyāni yāni rūpāṇi
Trailokye vicarantite,
Yāni cātyanta ghorāṇi
Tai rakṣāsmāṃs tathā bhuvaṁ.

Khaḍga śūla gadādīni
Yāni cāstrāṇi tembike,
Karapallava saṅgini
Tairasmān rakṣa sarvataḥ.

"Mãe Universal, protege-nos com tua lança
(que perfura o desejo e a inveja),
Cambika, protege-nos com tua espada (o discernimento),
Com o sino (a vibração sagrada de AUM)
E o arco (a concentração no objetivo espiritual).

Protege-nos dos problemas que vêm do Leste
(o futuro, os desejos)
E dos que vêm do Sul (as influências dos indivíduos que estão no mau caminho).
Protege-nos das dores que vêm do Oeste
(o passado, o *karma* acumulado)
E do Norte (o orgulho, a autoestima exagerada).

Protege-nos assumindo formas diferentes,
Vigiando-nos nos três mundos
(terrestre, infernal e paradisíaco),
Protege-nos por meio de tuas formas agradáveis e doces,
Mas também das terríveis.

Mãe Universal, protege-nos em todos os lugares
E em todos os momentos com tua espada, tua lança, tua maça.
Protege-nos de todos os lados com todas as armas
Que seguras em tuas mãos divinas."

DURGĀ DVĀTRIṂŚAT NĀMA MĀLA
/ 32 NOMES DE DURGĀ

AUM

1. Durgā
2. Durgā tirśaminī
3. Durgā padvinivāriṇī
4. Durgā machedinī
5. Durgā sādhinī
6. Durgā nāśinī
7. Durgā toddhāriṇī
8. Durgā nihantrī
9. Durgā māpahā
10. Durgā majñānadā
11. Durgā daityalokadavānalā
12. Durgā mā
13. Durgā mālokā
14. Durgā mātmasvarūpiṇī
15. Durgā mārgapradā
16. Durgā mavidyā
17. Durgā māśritā
18. Durgā majñānasaṁsthānā
19. Durgā madhyānabhāsinī
20. Durgā mohā
21. Durgā magā

22. Durgā mārthasvarūpiṇī
23. Durgā māsurasanhantrī
24. Durgā māyudhadhāriṇī
25. Durgā māṅgī
26. Durgā matā
27. Durgā myā
28. Durgā meśvarī
29. Durgā bhīmā
30. Durgā bhāmā
31. Durgā bhā
32. Durgā dāriṇī

1. Aquela que é difícil de abordar
2. Aquela que permanece calma até em momentos assustadores
3. Aquela que impede os maus acontecimentos
4. Aquela que afasta as dificuldades
5. Aquela que constitui o exemplo perfeito da disciplina espiritual
6. Aquela que destrói as dificuldades
7. Aquela que alivia as adversidades
8. Aquela que reduz as dificuldades a pó
9. Aquela que protege das dificuldades
10. Aquela que concede um conhecimento difícil de adquirir
11. Aquela que é o fogo para os mundos demoníacos poderosos como uma árvore
12. Mãe universal
13. Mãe universal para todos os mundos
14. A essência de todas as almas
15. Aquela que aponta o caminho espiritual da superação de dificuldades
16. A encarnação da sabedoria
17. Aquela que é amparada pela Força divina
18. A morada do conhecimento

19. A luz resplandecente da meditação
20. Aquela que fez o mental mergulhar na ilusão
21. Aquela que é difícil alcançar
22. A encarnação da abundância e da prosperidade
23. Aquela que derrota os demônios invencíveis
24. Aquela cujas armas contra as dificuldades são poderosas
25. Aquela que tem membros fortes
26. A Mãe
27. Aquela que é difícil de abordar
28. Aquela que controla todas as coisas difíceis no Universo
29. Aquela que é formidável
30. Aquela que é colérica e irritada na aparência
31. Aquela que brilha
32. Aquela que abençoa

10. *VIṢṆU* E SEUS *ĀVATĀRA RĀMA* E *KṚṢṆA*: A MANUTENÇÃO DA ORDEM UNIVERSAL

O arquétipo de *Viṣṇu* está presente nos hinos do *Ṙig-Veda,* mas não como uma divindade central. As divindades védicas surgem num vasto leque de formas ligadas sobretudo às forças da Natureza. *Viṣṇu* é visto por vezes como Aquele que separa o paraíso da terra; outras, como o primeiro ser da raça humana, *Prajāpati;* outras, ainda, como o governante dos mundos superiores. Surge também, de quando em quando, como *Trivikrama,* Aquele que com três passos percorre os três mundos (terrestre, infernal e paradisíaco).

Nārāyaṇa sūkta e *Puruṣa sūkta* são os textos essenciais ligados ao arquétipo que depois se tornará *Viṣṇu.*

A trindade, *trimūrti,* que hoje conhecemos como os deuses da Índia, tanto masculina — *Viṣṇu, Brahmā, Śiva* — quanto feminina — *Lakṣmī, Sarasvatī, Kālī* —, surge bem mais tarde nos *purāṇas.*

O *Veda Vyāsaḥ* é que primeiro descreve, no *Viṣṇu purāna,* as histórias e a iconografia de *Viṣṇu* atualmente conhecidas.

Vṣṇu, assim como *Devī*, terá diversas formas, cada uma descrevendo um aspecto particular desse arquétipo. Mas, antes de toda criação manifesta, existe *Viṣṇu Nārāyaṇa*, Aquele que reside nas águas do oceano cósmico, para além das encarnações terrestres. Esse oceano, *Kṣīra sāgara*, representa a Consciência Inicial.

Sempre nos *purāṇas*, o paralelo entre as três *guṇas* e a *trimūrti* é descrito da seguinte maneira:

SATTVA	Princípio da manutenção, do *dharma*, da Ordem justa.	*Viṣṇu*
RAJAS	Princípio da criatividade, da ação, da diversidade.	*Brahmā*
TAMAS	Princípio da destruição para a transformação da matéria ou a destruição do ego para a libertação.	*Śiva*

Essa forma de *Viṣṇu Nārāyaṇa* encarna a estabilidade da qual tudo surge e que nutre e mantém o Universo. A partir dessa forma celeste, manifestam-se as dez encarnações, *daśāvatāra*, personagens que realmente existiram na Terra; elas são descritas nos textos *Padma purāṇa, Skanda purāṇa, Garuḍa purāṇa* e outros. *Viṣṇu* encarna em formas diferentes de cada vez. Toma um aspecto apropriado às necessidades da época para, agindo na Terra, poder reconstituir o *dharma*, a Ordem universal.

A ideia das encarnações de *Viṣṇu* em formas diferentes e com milhares de anos de intervalo é, simbolicamente, introduzida pela sacralização de fósseis de moluscos. As espirais, as conchas e os moluscos fazem referência à *śaṅkha* de *Viṣṇu* (ver p. 240) e à vibração primordial de AUM, que pode ser produzida pelo sopro em uma concha. Esses objetos sagrados, com os fósseis de conchas encontrados no Himalaia (sobretudo no Nepal atual), são chamados de *śāligrāns*. Se para *Śiva* é o *liṅgaṁ* e para *Devī* o *Śrī Cakra*, para *Viṣṇu* é o *śāligrām*, sua representação abstrata, não antropomórfica.

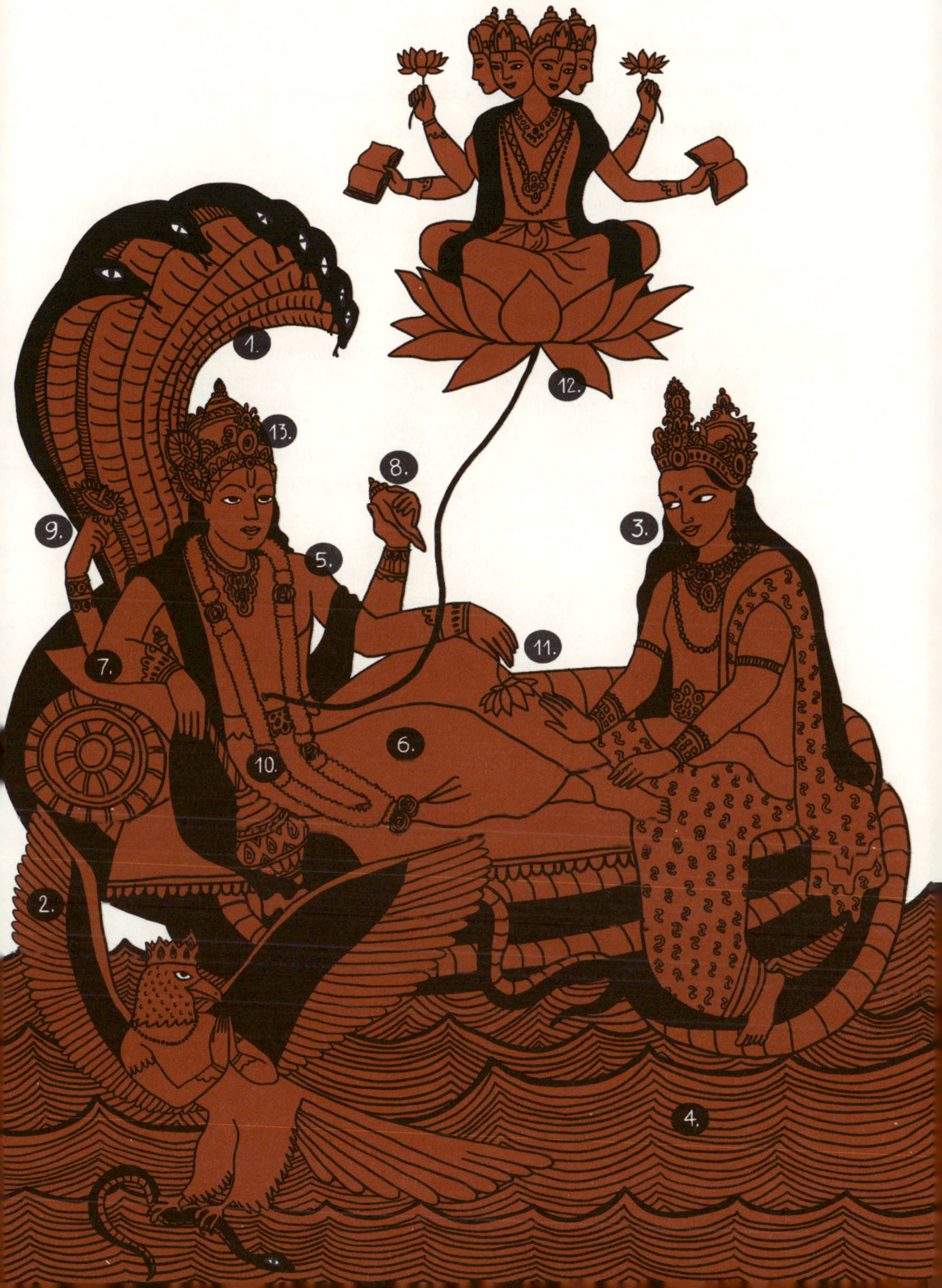
1.
12.
13.
8.
9.
3.
5.
11.
7.
6.
10.
2.
4.

Perfil "social" e arquetípico de *Viṣṇu*

1. Junto com:

   Lakṣmī (arquétipo da prosperidade e da abundância)
2. Centro energético: *Anāhata,* quarto *cakra*
3. Elementos: Água, Ar

1. Serpente: *Ādi Śeṣa* ou *Ananta* — de mil cabeças: o mental cujos desejos são todos acalmados e dominados 2. Veículo meio homem, meio águia: *Garuḍa vāhana* — rapidez da força guerreira, *Garuḍa* aferra com suas garras a serpente que simboliza o desejo 3. Esposa: *Lakṣmī* fazendo a massagem dos pés: a matéria reforça as "raízes" da consciência para fazê-la descer ao mundo manifesto 4. Oceano cósmico em torno: *Kṣīra sāgara* — a Consciência Inicial 5. Corpo azul: a condição do infinito (como o oceano, o céu, o cosmos) 6. Roupas amarelas: a terra, a matéria — a associação do corpo azul com roupas amarelas descreve a Consciência que se manifesta no mundo material da diversidade 7. Quatro braços: quatro instrumentos interiores, *antaḥkaraṇa*: — *manas*: mental — *buddhi*: intelecto — *citta*: memória — *akaṁkāra*: identificação com o ego	8. Concha: *śaṅkha* — na mão: o som cósmico AUM, o oceano primordial da Consciência 9. Disco: *sudarśana cakra* — na mão: o potencial do Divino de seccionar (estações, astros e planetas) em tipos e espécies 10. Maça: *gadā* — na mão: o poder da consciência que engendra todos os outros poderes 11. Flor de lótus: *padma* — na mão: a essência espiritual que está na origem da Criação inteira, que permanece pura e bela mesmo na terra argilosa de um pântano 12. Flor de lótus: *padma* — saindo do umbigo com *Brahmā*, o arquiteto do Universo, que nasce dali; a força do plexo solar que nutre o potencial criador e de ação; a Consciência que nutre a criação da diversidade; as quatro cabeças de *Brahmā* se voltam para as quatro direções, e quatro tipos de som (ver pp. 69 e 70) saem de suas quatro bocas 13. Coroa ou tiara: *Sahasrāra cakra* ativado — a energia divina que forma o halo em torno da cabeça (como os nimbos e auréolas dos santos)

4. Os vários nomes e formas de *Viṣṇu*, com suas dez encarnações:

VIṢṆU NĀRĀYAṆA	Aquele que reside nas águas
MAHĀ VIṢṆU	Grande força onipresente
GARBHODAKAŚĀYĪ VIṢṆU	Força que garante a diversidade dos seres vivos
KṢĪRODAKAŚĀYĪ VIṢṆU	Força que reside em cada ser
1. MATSYA ĀVATĀRA	Peixe
2. KURMA ĀVATĀRA	Tartaruga
3. VARĀHA ĀVATĀRA	Javali
4. NARASIṂHA ĀVATĀRA	Leão
5. VĀMAṆA ĀVATĀRA	Brahman modesto
6. PARAŚURĀMA ĀVATĀRA	Guerreiro
7. RĀMA ĀVATĀRA	Guerreiro, rei
8. KṚṢṆA ĀVATĀRA	Pastor, cocheiro
9. BUDDHA ĀVATĀRA	Príncipe, monge
10. KALKIN ĀVATĀRA	Homem-cavalo, força mística invisível

Aqui, não entraremos em detalhes sobre as histórias das dez encarnações, que o leitor poderá encontrar mais adiante, no protocolo dos mantras dedicados a cada uma das formas (que devem ser recitadas juntas). Por enquanto, enfatizaremos dois desses *āvatāras*, que assumem uma posição bastante especial: *Rāma* e *Kṛṣṇa*. Embora oriundas da mesma energia, a de *Viṣṇu*, essas duas encarnações trouxeram à Terra duas "encenações" bem diferentes.

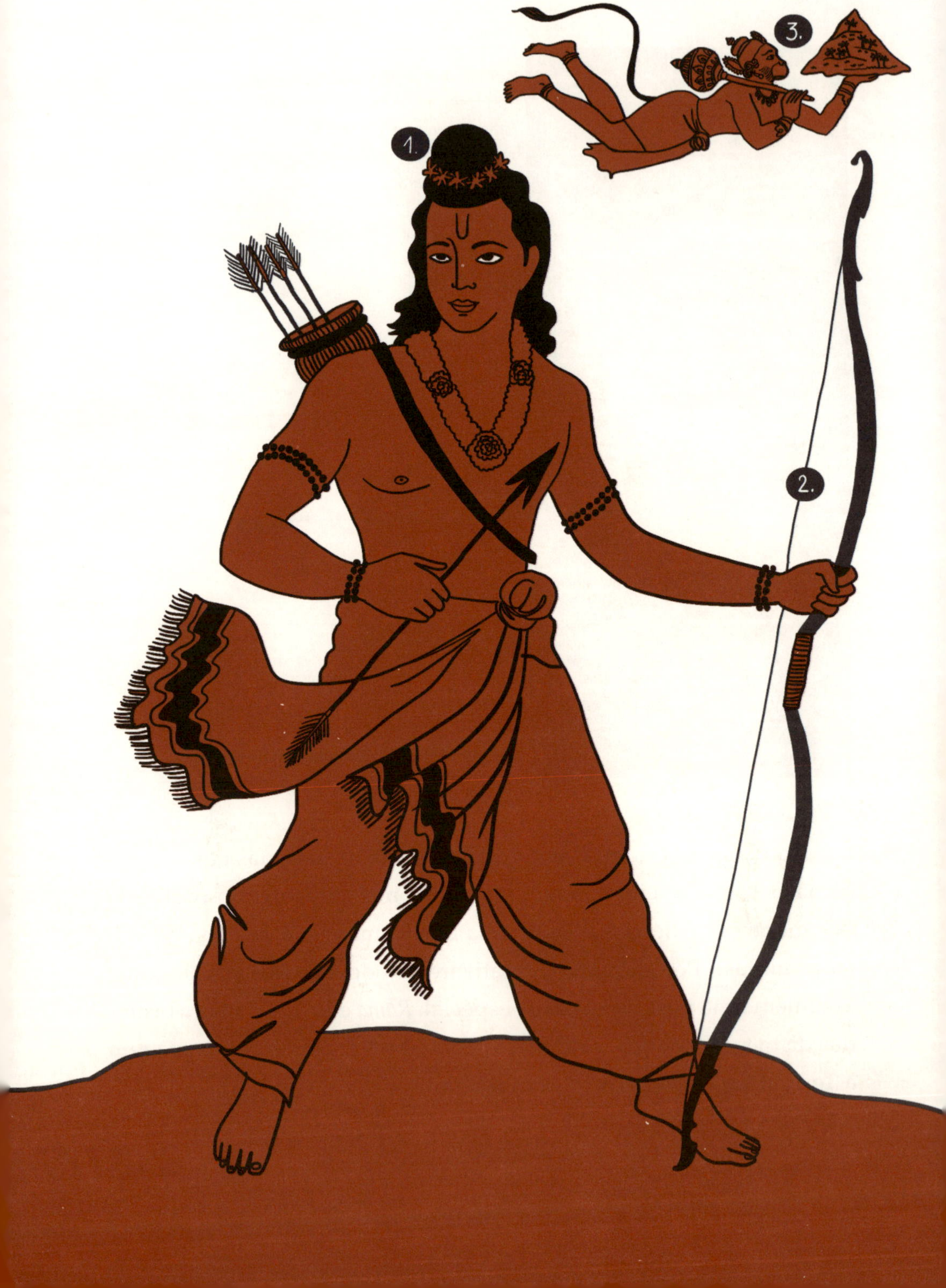

1.
2.
3.

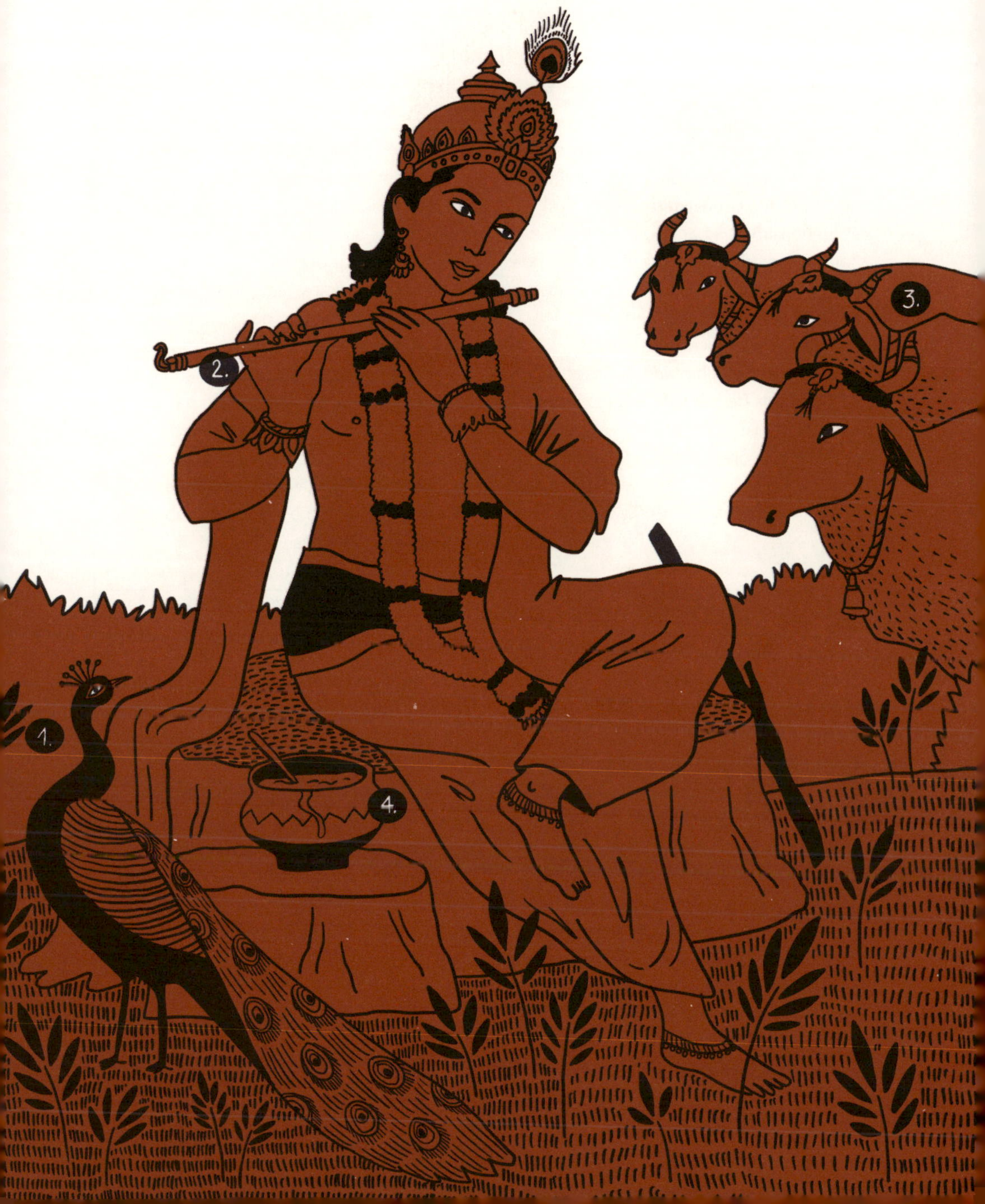
1.
2.
3.
4.

RĀMA	KRṢṆA
Āvatāra de *Tretā yuga* a idade da prata	*Āvatāra* de *Dvāpara yuga* a idade do bronze
Cidade de *Ayodhyā*	Aldeias: *Mathurā*, *Vṛndāvan*
Nascido na dinastia *Sūrya vaṁśa* Energia solar Tempo de reforço do intelecto	Nascido na dinastia *Candra vaṁśa* Energia lunar Tempo de reforço do mental
Guerreiro e governante	Príncipe, pastor, cocheiro
Rāma veio para restabelecer o *dharma*. As circunstâncias de sua vida descritas no *Rāmāyana* o "enviaram" ao exílio no Himalaia para purificar a floresta sagrada das forças obscuras, onde milhares de yogues eram atormentados por demônios em sua ascese. *Rāma* venceu o "rei dos demônios", *Rāvaṇa*, que havia raptado sua esposa, *Sītā*. A queda do reino de *Rāvaṇa* retirou energias negativas como a inveja, o ciúme e a cólera do mundo inteiro.	*Kṛṣṇa* veio com a mensagem segundo a qual o caminho espiritual não deve ser demasiadamente sério e dogmatizado pelas regras dos rituais. Ele fez tudo a fim de mostrar que não são os ritos dos templos, realizados pelos brâmanes, que contam na união com o Supremo, mas o amor e o chamado do coração. Ele trouxe as cores da alegria, da amizade, do jogo, do imprevisto na vida espiritual daqueles que o seguem. Enquanto guia e cocheiro de *Arjuna* no *Mahābhārata Kṛṣṇa*, ele mostrou que a entrega ao Divino é que conta sobretudo em todas as batalhas e que vale todas as vitórias.
Esposo de *Sītā* (encarnação de *Lakṣmī*)	Apaixonado por *Rādhā* (encarnação de *Lakṣmī*) e por milhares de *gopis*
Rāma se dedicou a tal ponto ao *dharma* que chegou a considerar sua vida sentimental e as relações com sua esposa menos importantes que o bom exemplo a dar a seu povo. Quando ouve seus súditos dizerem que o fato de *Rāma* aceitar *Sītā* após ela passar meses em companhia de outro homem daria um mau exemplo aos pais de família do reino, *Rāma* recusa a felicidade da vida familiar feliz. Embora convencido da pureza de *Sītā*, *Rāma* pede à esposa que o deixe e se isole na floresta.	Visto de longe, *Kṛṣṇa* se comportava de maneira "adármica", passando a vida toda em jogos amorosos com inúmeras mulheres ao mesmo tempo. Mas, em vez do prazer dos sentidos e dos sentimentos, a verdadeira razão dessa atitude de *Kṛṣṇa* era sua vontade de despertar a mais forte devoção nos outros e o anseio por se fundir nos braços do Divino. Mesmo com sua querida *Rādā*, ele ficava de noite sob a luz romântica da lua para intensificar a força da *bhakti*.

RĀMA	KṚṢṆA
Atributos de *Rāma*	Atributos de *Kṛṣṇa*
1. Coque de asceta: *Rāma* era príncipe e rei, mas sua obra de vida ascética de treze anos passados no Himalaia contava antes de tudo; foi essa austeridade extrema que permitiu a *Rāma* tamanho domínio guerreiro.	1. Pavão, *mayūra* e penas de pavão: beleza magnética; capacidade de estender e recolher o mundo manifesto da diversidade, como a cauda de um pavão; a imagem do olho nas plumas simboliza a visão da Verdade e da Sabedoria divina.
2. Arco: o domínio dos sentidos, a concentração no objetivo espiritual supremo.	2. Flauta, *bansuri*: a fluidez das emoções e pensamentos que, graças à prática da devoção, tomam um único rumo; assim como uma flauta cria um túnel para conduzir o ar e produzir belos sons, na atividade de uma pessoa espiritual não deveria haver obstáculos erguidos por seu próprio ego; assim, sua vida se torna uma melodia divina.
3. *Hanumān*: ajuda desinteressada (Karma yoga), fidelidade e devoção que permitem ao mental se concentrar totalmente (acalmar o mental-macaco) e dão coragem, força e poderes místicos, *siddhis*.	3. Vacas e cajado de pastor: os desejos e os sentidos que, sob controle, se voltam para o Divino.
	4. Manteiga clarificada: o potencial de suavizar a vida espiritual sem que os dogmas a tornem ressequida; a essência extraída do leite após horas de trabalho: assim também a alma pode ser extraída da pessoa e não mais ser confundida com o corpo e o mental, pois esse processo exige igualmente longos períodos de esforço espiritual constante.

Mantras e *ślokas* de *Viṣṇu* e seus *āvatāras*

MANTRA MŪLA

AUM namo Nārāyaṇāya

"Saudações Àquele que sustém a Ordem universal da Criação."

MANTRA DVĀDAŚĀKṢARI

AUM namo Bhagavate Vāsudevāya

"Saudações Àquele que reside no coração de cada ser (isto é, *Viṣṇu* ou *Kṛṣṇa*)."

MANTRA DVAYAM

AUM
Śrīman Nārayaṇa caraṇau śaraṇam prapadye.
Śrīmate Nārayaṇāya namo namaḥ

"Saudações e pedido de refúgio ao casal *Nārayaṇa* e *Lakṣmī*, sua consorte (a Consciência e a matéria)."

MANTRA HARE KṚṢṆA MAHĀ

(Ref.: *Kali-Saṇṭāraṇa Upaniṣad*)

Hare Kṛṣṇa Hare Kṛṣṇa
Kṛṣṇa Kṛṣṇa Hare Hare
Hare Rāma Hare Rāma
Rāma Rāma Hare Hare

"Invocação dos três aspectos divinos:
Felicidade divina: *Hare*
Beleza hipnotizante: *Kṛṣṇa*
Alegria e luz: *Rāma*"

*Inicialmente, no *Kali-Saṇṭāraṇa Upaniṣad*, a ordem das partes é inversa:

Hare Rāma Hare Rāma
Rāma Rāma Hare Hare
Hare Kṛṣṇa Hare Kṛṣṇa
Kṛṣṇa Kṛṣṇa Hare Hare

Essa ordem é a da chegada desses *āvatāras*. Foi no século XV que o grande *bhakta* de *Kṛṣṇa, Śṛī Caitanya Mahāprabhu*, lançou uma versão intensa desse mantra com *Kṛṣṇa* na primeira parte.

MANTRA RĀMA GĀYATRĪ

AUM
Dāśarathaye vidmahe,
Sītā vallabhāya dhīmahi,
Tanno Rāma pracodayāt

"Concentramo-nos no filho d'Aquele que domina os dez sentidos.
Meditamos sobre o esposo de *Sītā*.
Que Aquele que encarna a alegria nos ilumine!"

MANTRA KṚṢṆA GĀYATRĪ

AUM
Dāmodaraya vidmahe,
Rukmiṇī vallabhāya dhīmahi,
Tanno Kṛṣṇa pracodayāt

"Concentramo-nos n'Aquele que atrai pela devoção.
Meditamos sobre o esposo de *Rukmiṇī*.
Que Aquele que é sombrio nos ilumine!"

MANTRA KṚṢṆA

AUM Kṛṣṇāya namaḥ

"Saudações ao sombrio (aquele que absorve)."

ŚLOKAS KṚṢṆA

(Ref.: *Bhagavad-Gītā Dhyānam*, 4 e 8)

AUM
Sarvopaniṣado gāvo
Dogdhā Gopāla Nandanaḥ
Pārtho vatsaḥ sudhir bhoktā
Dugdhaṁ gītāmṛtaṁ mahat

"*Kṛṣṇa* extrai a sabedoria dos *Upaniṣads*
Como um leiteiro ordenha as vacas.
Arjuna (*Pārtha*) bebe o néctar da sabedoria
Do *Bhagavad-Gītā* como um bezerro bebe o leite."

AUM
Mūkaṁ karoti vācālaṁ
Paṅguṁ laṅghayate girim,
Yat kṛpā taṁ ahaṁ vande
Paramānanda Mādhavam.

"Saudações a *Mādhava*, a fonte da beatitude.
Por sua compaixão e bênção
É que o mudo começa a falar
E o paralítico começa a escalar montanhas."

MANTRAS DAŚĀVATĀRA

Saudações às 10 encarnações de Viṣṇu:

MANTRA DE CADA ĀVATĀRA	LIGADO AO PLANETA
AUM namo Bhagavate Matsyadevaya	*Ketu*
AUM namo Bhagavate Kūrmadevaya	Saturno
AUM namo Bhagavate Varāhadevaya	*Rahu*
AUM namo Bhagavate Narasiṁhadevaya	Marte
AUM namo Bhagavate Vāmanadevaya	Júpiter
AUM namo Bhagavate Paraśurāmaya	Vênus
AUM namo Bhagavate Rāmacandraya	Sol
AUM namo Bhagavate Vāsudevaya	Lua
AUM namo Bhagavate Buddhadevaya	Mercúrio
AUM namo Bhagavate Kalkidevaya	Ascendente

ŚLOKA DHANVANTARI

Invocação do potencial de cura, divindade de *Ayurveda*, uma das encarnações "não oficiais" de *Viṣṇu*.

AUM
Namo Bhagavate mahā sudarṣanāya
Vasudevāya Dhanvantaraya
Amṛta kalaśa hastāya
Sharvabhaya vināśāya
Sarvaroga nīvaranaya
Trilokya pataye
Trilokya nidhaye
Śrī mahā Viṣṇu svarūpa
Śrī Dhanvantari svarūpa
Śrī Śrī Śrī
Oṣadha cakra Nārāyaṇaya svāhā

"Saudações ao Ser Superior que faz a planta germinar e crescer,
Àquele que sustém a Criação e encarnou
Sob a forma de *Dhanvantari*,
Àquele que dá a boa visão ao mundo!
Ele segura a taça cheia do néctar da imortalidade
Ele tira todos os medos,
Todas as doenças e obstáculos à elevação
Da consciência individual,
Ele oferece refúgio aos três mundos,
Ele é o guardião dos três mundos,
Grande forma celeste de *Viṣṇu*
Encarnado como *Dhanvantari*.
Honrado e auspicioso
Nārāyaṇa, que possui o disco e as ervas medicinais:
Eu te ofereço minhas saudações."

Mantras e *ślokas* de *Hanumān*

Para o arquétipo de *Hanumān*, existem muito mais *kīrtans* e *bhajans* que mantras, mas aqui vão algumas formas recitativas.

MANTRA HANUMĀN GĀYATRĪ

AUM
Āñjaneyāya vidmahe
Vāyu putrāya dhīmahi
Tanno Hanumat pracodayāt

"Concentramo-nos no filho de *Āñjanā*,
Meditamos sobre o filho do Vento.
Que Aquele que domou o mental nos ilumine!"

MANTRA HANUMĀN

AUM Śrī Hanumate namaḥ

"Saudações ao servidor fiel de *Rāma*, o macaco divino."

11. *LAKṢMĪ*: RIQUEZA E ABUNDÂNCIA, FLUIDEZ DE RECURSOS, REPRODUÇÃO, CONCEPÇÃO DE FILHOS

O arquétipo de *Lakṣmī* foi se formando aos poucos nos textos espirituais e nos conceitos do *Sanātana Dharma*. O próprio termo *lakṣmī* aparece somente uma vez no *Ṛig-Veda*, 71.2, sem que aí se fale de "deusa", apenas de qualidade:

Bhadraiṣāṁ lakṣmīrnihitādhi vāci.

"A boa fortuna acompanha suas palavras."

Em várias passagens do *Atharva Veda*, o termo *lakṣmī* vem associado ao conceito de *puṇyā*, significando os bons méritos e os "frutos" das boas ações passadas, inseridas no karma pessoal do indivíduo (ver p. 76).

Entretanto, é sobretudo o termo *śrī* (que se tornará, mais tarde, um dos nomes e mantras principais de *Lakṣmī*) que surgirá com bastante regularidade na literatura védica, sem aludir a uma figura antropomórfica. Ele alude à prosperidade, à beleza, à glória, ao brilho. Antes de encarnar o princípio do feminino, *śrī* evocava principalmente o esplendor real. Vemos mesmo que podia significar até a almofada sobre a qual o rei se assentava. A visão védica da realeza era muito espiritual: considerava-se que a energia divina de *śrī* (a majestade do governo) entrava no rei, não era a personalidade deste que tinha a posse inata das qualidades reais.

Ao mesmo tempo, *śrī* fazia referência à riqueza, à prosperidade e à abundância das colheitas. No apêndice tardio ao *Ṛig-Veda*, encontramos o texto que se tornou essencial para esse arquétipo: *Śrī sūkta* (um texto de poucas páginas de mantras que não é apresentado neste livro, pois todos os *sūktas* devem ser objeto de estudos aprofundados com um instrutor). Nele, pede-se a *Śrī* que expulse sua irmã *Alakṣmī* — isto é, a fome, a pobreza, a necessidade e o infortúnio. Diz-se que *Śrī* reside na umidade da terra, na lama e no esterco de vaca. Ainda não é a imagem de *Lakṣmī* mais conhecida hoje na Índia e no Ocidente sob a forma da deusa esplêndida, com sua silhueta esbelta.

Mais tarde, nos *purāṇas*, *Lakṣmī* "nasce" — ou melhor, se manifesta — no meio do oceano cósmico a fim de encarnar o princípio do feminino e da beleza. A história de *Samudra Manthana*, a agitação do oceano pelos seres divinos e demoníacos à procura de *amṛt*, o néctar da imortalidade, descreve, entre outras coisas, o nascimento de *Lakṣmī*.

Em vários sistemas espirituais, considera-se que a vida material vem do elemento Água. No nível cósmico, uma massa de água amorfa e primordial existe no Universo. O processo de agitação descrito nos mitos representa uma espécie de destilação dessa água primordial, de onde se extraiu a essência da vida, representada por *Lakṣmī*. A mesma ideia está contida nas histórias de agitação do leite para se obter a manteiga clarificada, que será oferecida a *Kṛṣṇa* por seus devotos e amantes *gopis*, por sua mãe *Yaśodā* e sua querida *Rādhā*. Todos esses arquétipos femininos estão ligados a *Lakśmī* e a seu aspecto de nutrição. Ela é a encarnação da essência de todos os elementos materiais *mahā bhūtas* no mundo dos fenômenos.

É a partir desse episódio de *sāmudra manthana* que *Lakṣmī* passa a ser associada a *Viṣṇu*, o representante da força da manutenção universal ligado a *sattva guṇa*. Assim como *Viṣṇu* encarna repetidas vezes para reinstalar o *dharma* na Terra, sua esposa também reencarnará e se tornará *Sītā* a fim de acompanhar o avatar de *Rāma* e *Rādhā*, e ser a consorte de *Kṛṣṇa*.

Por fim, *Lakṣmī* se tornará igualmente a encarnação do princípio de *puruṣārtha*: os quatro objetivos da vida humana, representados por seus quatro braços. Estes constituem ao mesmo tempo as necessidades e as aspirações mais elevadas do ser humano.

No Tantra, a figura geométrica, *Śrī Yantra* ou *Śrī Cakra* (objeto principal do culto da Grande Deusa e da Mãe Universal), não está diretamente ligada à figura de *Lakṣmī*, mas pode-se notar aí a persistência do princípio de *Śrī*, que se encontra na origem da criação material.

Perfil "social" e arquetípico de *Lakṣmī*

1. Junto com:

   Viṣṇu (arquétipo da manutenção)

   — mais raramente com *Dharma* (arquétipo da ordem justa das coisas, das leis do Universo)

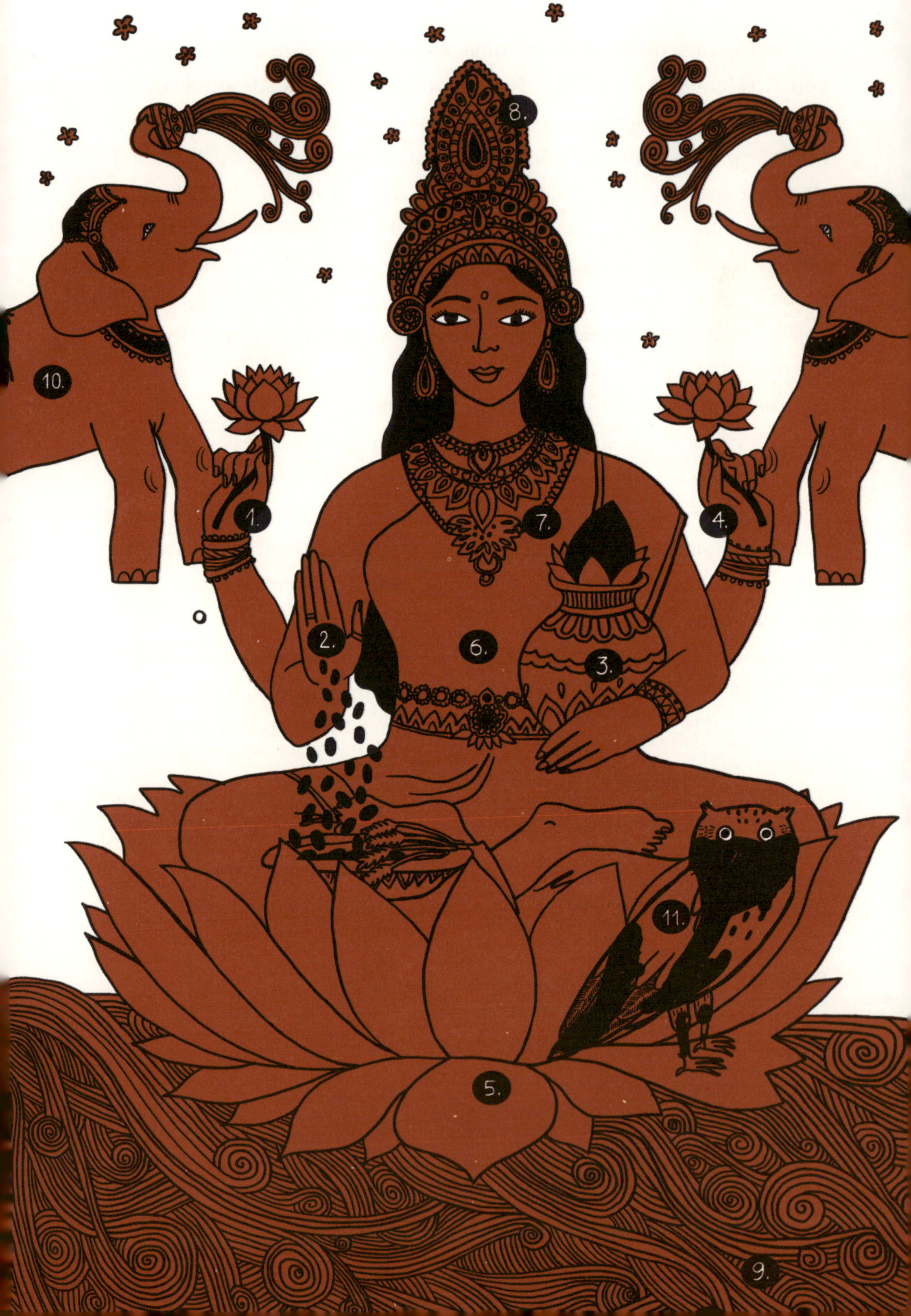
8.
10.
1.
7.
4.
2.
6.
3.
11.
5.
9.

2. Centros energéticos: *Svādhiṣṭāna* e *Anāhata*, segundo e quarto *cakras*
3. Elemento: Água
4. Diversos nomes:

ŚRĪ	Venerável, próspero, brilhante
KAMALĀ	Lótus, flor preciosa
VIṢṆUPRIYĀ	Bem-amada de *Viṣṇu* (quando este é considerado a Consciência, tal nome significa que a matéria é cara à Consciência, pois permite viver a experiência da diversidade)
SĪTĀ	Esposa de *Rāma*, literalmente sulco na terra porque seu nascimento ocorreu numa plantação; é filha de *Bhūmī Devī*
RĀDHĀ	Bem-amada de *Kṛṣṇa*, aquela que dá a alegria e orienta para o sucesso

1. Lótus na mão superior direita: *dharma* (lei universal) ou *svadharma* (vocação pessoal — primeiro dos quatro *puruṣārthas*)
2. Mão inferior direita que abençoa com peças de ouro: *artha* (os recursos, as finanças, o alimento, a educação, as relações) — segundo dos quatro *puruṣārthas*
3. Mão inferior esquerda que segura *kalaśa*, o vaso com pedestais verdes. *kāma* (os prazeres, os desejos, o conforto, o bem-estar) — terceiro dos quatro *puruṣarthas*
4. Lótus na mão superior esquerda: *mokṣa/ mukti* (libertação espiritual) — quarto dos quatro *puruṣārthas*
5. Flor de lótus: *padma* — como sede: a essência espiritual que está na origem da Criação inteira, que permanece pura e bela mesmo no meio da terra argilosa de um pântano
6. *Sārī* rosa: saúde, beleza, harmonia com a natureza; a cor rosa alude às flores e ao nascer do sol
7. Roupas douradas: brilho e esplendor real
8. Coroa ou tiara: *Sahasrāra cakra* ativada — a energia divina que forma o halo em torno da cabeça (como os nimbos e auréolas dos santos)
9. Oceano ou meio aquático em volta: a substância primordial da água amorfa de onde surge a Criação inteira
10. Elefantes que vertem água sobre *Lakṣmī*: prosperidade, boa sorte
11. Veículo coruja: *uluka vāhana* — sabedoria necessária para gerar a riqueza material propriamente dita

Mantras e *ślokas* de *Lakṣmī*

LAKṢMĪBHYO

AUM Śrīṁ Hrīṁ Lakṣmībhyo namaḥ

"Saudações à deusa da Prosperidade e da Abundância."

AUM Śrīṁ Mahālakṣmyai namaḥ

"Saudações à deusa da Prosperidade e da Abundância."

LAKṢMĪ NĀMĀVAḶIḤ

(Ref.: *Śrī Lakṣmī Aṣṭottara Śata Nāmāvaḷiḥ*)

AUM Lakṣmyai namaḥ

"Saudações à deusa da Prosperidade e da Abundância."

AUM Hiraṇmayyai namaḥ

"Saudações à deusa dourada."

AUM Kamalāyai namaḥ

"Saudações à deusa semelhante ao lótus."

AUM Prakṛtyai namaḥ

"Saudações à deusa que é a fonte da Criação manifesta."

MANTRA LAKṢMĪ GĀYATRĪ

AUM
Mahālakṣmyai ça vidmahe
Viṣṇu patnī ca dhīmahi
Tanno Lakṣmīḥ pracodayāt

"Concentramo-nos n'Aquela cuja natureza é a abundância.
Meditamos sobre a esposa de *Viṣṇu*.
Que a prosperidade divina nos ilumine!"

ŚLOKA SARVAMAṆGALA

AUM
Sarvamaṇgala māṇgalye
Śive sarvārtha sādhike
Śaraṇye tryambake Gauri
Nārāyaṇi ṇamo'stu te

"Encarnação do bom augúrio, Aquela que abençoa.
Manifestação do bem-estar,
Aquela que ajuda a alcançar os quatro objetivos da vida
(*dharma, artha, kāma, mokṣa*)

Aquela que nos dá refúgio,
Aquela cujo terceiro olho, que vê
A Realidade transcendental, está aberta,
Aquela que refulge.
Saudações a *Nārāyaṇī* (*Lakṣmī*)."

MAHĀLAKṢMĪ AṢṬAKAṂ

Namaste'stu Mahāmāye,
Śrīpīṭhe surapūjite,
Śaṅkha-cakra-gadā-haste,
Mahālakṣmi namo'stu te.

Namaste garuḍārūḍhe,
Kolāsura-bhayaṅkari,
Sarva pāpa hare Devī,
Mahālakṣmi namo'stu te.

Sarvajñe sarva-varade,
Sarva-duśṭa-bhayaṅkari,
Sarvaduḥkhahare Devī,
Mahālakṣmi namo'stu te.

Siddhi-buddhi-prade Devī,
Bhukti-mukti-pradāyini,
Mantra-mūrte sadā Devī,
Mahālakṣmi namo'stu te.

Ādyantarahite Devī,
Ādya-śakti-Maheśvari,

Yogaje yoga sambhūthe,
Mahālakṣmi namo'stu te.

Sthūla-sūkṣma-mahāraudre,
Mahāśakti-mahodare,
Mahā-pāpa-hare Devī,
Mahālakṣmi namo'stu te.

Padhmāsana sthite Devī,
Parabrahma-svarūpiṇi,
Parameśi jaganmātar,
Mahālakṣmi namo'stu te.

Śvetāmbaradhare Devī,
Nānālaṅkārabhūṣite,
Jagatsthite-jaganmātar,
Mahālakṣmi namo'stu te.

Mahālakṣmyaṣṭakaṁ stotraṁ,
Yaḥ paṭhed-bhaktimān-naraḥ,
Sarvasiddhim-avāpnoti,
Rājyaṁ prāpnoti sarvadā.

Ekakāle paṭhennityaṁ,
Mahāpāpa-vināśanaṁ,
Dvikālaṁ yaḥ paṭhennityaṁ,
Dhana-dhānya-samanvitaḥ.

Trikālaṁ yaḥ paṭhennityaṁ,
Mahāśatru-vināśanaṁ,
Mahālakṣmīrbhavennityaṁ,
Prasannā varadā śubhā,

"Saudações à causa primordial da Criação,
Aquela que reside na morada transcendental,
Aquela que nas mãos segura a concha,
O disco e a maça,
Mahālakṣmī. Eu a reverencio profundamente.

Saudações Àquela que se mantém sobre *Garuḍā*,
Que aterroriza o demônio *Kolāsura*,
Que protege de todas as ações injustas,
Mahālakṣmī. Eu a reverencio profundamente.

Ela conhece todos os pensamentos,
E prodigaliza todas as bênçãos,
Inspira medo às fraquezas do caráter humano,
Protege de todos os sofrimentos,
Mahālakṣmī. Eu a reverencio profundamente.

Ela dá a perfeição e a inteligência,
Dá o prazer material e a libertação final,
Reside sempre nos mantras,
Mahālakṣmī. Eu a reverencio profundamente.

Ela dá a perfeição e a inteligência,
Ela dá o prazer material e a libertação final
Ela reside sempre nos mantras,
Mahālakṣmī. Eu a reverencio profundamente.

Ela não tem Princípio nem Fim,
Ela é a energia primordial, a Grande Deusa
Que nasceu do yoga, que liga todos os elementos,
Mahālakṣmī. Eu a reverencio profundamente.

Ela é ao mesmo tempo o grosseiro e o sutil,
Ela intimida,
Ela tem o grande poder e a grande prosperidade,
Ela elimina todas as ações injustas,
Mahālakṣmī. Eu a reverencio profundamente.

Ela está sentada sobre seu lótus,
Sua natureza é a Consciência Suprema,
Ela é ao mesmo tempo o Pai e a Mãe do Universo,
Mahālakṣmī. Eu a reverencio profundamente.

Ela traja vestes brancas,
Ela se adorna de joias variadas,
Reside na Criação e ao mesmo tempo a engendra,
Mahālakṣmī. Eu a reverencio profundamente.

Aquele que recita este
Mahālakṣmī aṣṭakaṁ devotamente
Alcança a perfeição em tudo e sempre,
Pela bênção divina.

Lê-lo uma vez por dia
Destruirá as ações injustas maiores.
Lê-lo duas vezes por dia
Levará à prosperidade.

Lê-lo três vezes por dia
Destruirá os inimigos
E trará alegria à vida
Pelas bênçãos de *Mahālakṣmī*.

12. *NAVAGRAHA*: 9 PLANETAS E MANTRAS ASTROLÓGICOS

A ciência da astrologia védica *Jyotiṣa* fala em detalhe das "retificações das más posições", *upāya*, com a ajuda das vibrações especiais que são comumente chamadas hoje de "mantras astrológicos".

Segundo a visão dos sábios antigos, a influência de um planeta sobre o psiquismo humano ocorre por meio das frequências especiais geradas pelos planetas. Mas essas frequências agem diferentemente sobre cada um de nós e isso é determinado pela posição dos planetas no espaço por ocasião de nosso nascimento. Todos os componentes de nossa vida — como a fortuna ou as doenças, os locais de residência ou os traços de caráter, os talentos ou o número de filhos — são determinados por nosso karma. Os planetas resumem, de algum modo, nossos "bons" e "maus" karmas; e, por meio de sua influência em nosso psiquismo, modelam nosso corpo sutil em função de nossos karmas.

Se compreendermos a influência dos planetas em nós, poderemos compreender também o "humor" do Universo, ficar em harmonia com essas vibrações e começar a desenvolver as qualidades que faltam no coquetel de nossa personalidade e nosso destino. Assim, por exemplo, Saturno nos ensinará o ascetismo, a pontualidade, o desapego; Marte, a capacidade de ação, a ausência de medo; a Lua, a descontração, o acúmulo de energia psíquica, o controle das emoções.

Se não dermos ouvidos aos planetas, eles nos ensinarão apesar de nossa resistência, mas, frequentemente, de uma maneira menos agradável: suas lições serão as situações difíceis. Contudo, se respeitarmos a linguagem do Universo, nossa vida poderá colaborar com a ordem universal, com o *dharma.*

Citemos um ponto prático importante, relativo aos remédios astrológicos: não raro, ao fim de uma consulta astrológica, a pessoa sai com uma lista de pedras preciosas ou semipreciosas que deverá adquirir ou então com outros remédios astrológicos materiais. Vale lembrar que esse tipo de remédio reforça a ação da frequência planetária sobre o psiquismo. Quando o planeta fica mais fraco no tema astrológico, esse remédio pode ajudar. Entretanto, na maior parte dos casos, as frequências planetárias precisam ser purificadas em vez de reforçadas. E é então que os mantras planetários se mostram insubstituíveis!

Mas tenhamos sempre presente que não convém utilizar os conhecimentos astrológicos para fins egoístas. Os mantras astrológicos não são instrumentos para tirar proveito do mundo material e sim amigos que nos tornam mais iluminados, mais conscientes e mais talentosos.

Os planetas e os dias da semana

A noção de "ciclo" está fundamentalmente em *Jyotiṣa*. Assim, para dar ritmo ao Tempo, os planetas com seus diferentes humores são inseridos em ciclos de semanas. A importância do número 7 é bem conhecida. Na China, por exemplo, Mao Tsé-tung decidiu estabelecer uma semana de 10 dias, o que provocou, passados poucos meses, perturbações sérias na saúde física e psíquica da população. Isso é uma prova de que o mundo foi construído segundo a sabedoria cósmica.

Eis as descrições dos planetas com as atividades a serem privilegiadas segundo os dias da semana que lhes correspondem. É preferível praticar os mantras propostos nos dias adequados a cada planeta. Além dos sete planetas tradicionais, *Jyotiṣa* leva em consideração os nós lunares denominados *Rāhu* (nodo lunar Norte) e *Ketu* (nodo lunar Sul).

Sūrya: Sol, domingo — pai, governo, irradiação, patrão, momento de celebração, saúde do coração

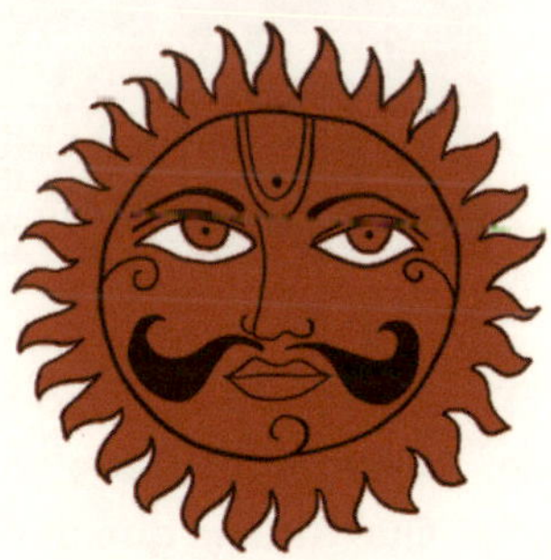

Esse dia brilha com as energias solares. Observemos sua etimologia em inglês: *Sunday*, "dia do Sol". Esse planeta não gosta dos preguiçosos: levantar-se tarde no domingo é um erro crasso de nossa época. A energia solar é a energia do otimismo, da felicidade, da responsabilidade, da paternidade, da união com o Si Mesmo, do apelo ao Divino.

É bom consagrar o domingo às práticas espirituais, à solidariedade, à recepção de convidados, à reunião de família. O domingo é também um magnífico dia para as festas, em particular os batismos e cerimônias de casamento.

Como o Sol gera as vibrações da governança, convém planejar a semana e traçar um vetor de orientação todos os domingos. Adquira o hábito de cumprir o ciclo de saudações ao Sol nesse dia, com um sentimento de gratidão pelo amor e a luz que o astro nos oferece sem impor condições nem limites.

Como sinal de gratidão ao Sol, vista roupas alaranjadas, douradas, vermelhas e amarelas. Cozinhe com temperos quentes: canela, cúrcuma ou gengibre e consuma muitas frutas.

Relativamente ao corpo e à saúde, o Sol governa os olhos, o coração e o cérebro.

Os mantras que se seguem são sempre aconselhados para purificar, reforçar ou equilibrar todos esses aspectos da vida.

Mantras e *ślokas* do Sol

MANTRA SŪRYA GĀYATRĪ

AUM
Ādityāya vidmahe
Sahasra kiranāya dhīmahi
Tannaḥ Sūryaḥ pracodayāt.

"Concentramo-nos no filho da energia
Primordial, que é o Sol.
Meditamos sobre Aquele que tem mil raios.
Que Aquele que desencadeia a atividade nos ilumine!"

MANTRA ĀDITYĀ

AUM Ādityāya namaḥ

"Saudações ao filho da energia primordial que é o Sol."

MANTRA ĀDITYĀ

(Ref.: *Navagraha sūktam*)

AUM adhidevatā pratyadhidevatā sahitāya Ādityāya namaḥ

"Saudações à divindade que está instalada no poder.
Saudações ao filho da energia primordial,
Que é o Sol."

MANTRA SŪRYA

AUM Sūṁ Sūryāya namaḥ

"Saudações ao Sol."

ŚLOKA SŪRYA

AUM
Namaḥ Sūryāya śāntāya sarvaroga nivāraṇe
Āyurārogyamaiśvaryaṁ dehi deva Jagatpate

"Saudações ao Sol que dá a paz
E destrói todas as doenças.
Aquele que oferece refúgio ao mundo inteiro
Me proporcione uma vida sem doenças
E me abençoe com a prosperidade."

MANTRA SŪRYA

(Ref.: *Īśa Upaniṣad*, 15)

Hiraṇmayena pātreṇa satyasyāpihitaṃ mukham
Tat tvaṁ Pūṣann apāvṛṇu satyadharmāya dṛṣṭaye

"O rosto da Verdade está coberto por um véu dourado.
Ó Sol, retira o véu para que eu possa ver a Verdade
E o *Dharma* que tu és."

MANTRA SŪRYANAMASKĀRA I

(Ref.: *Taittirīya Brāhmaṇa*, 7, 3, 6
e *Ṛig-Veda saṃhitā*, p. 275: 1.50.11-13)

12 mantras védicos

AUM Hrāṁ udyannadya mitramahaḥ
AUM Hrīṁ ārohannuttarāṁ divam
AUM Hrūṁ hṛdrogaṁ mama sūrya
AUM Hraiṁ harimāṇañcha nāśaya
AUM Hrauṁ śukeṣu me harimāṇam
AUM Hraḥ ropaṇākāsu dadhmasi
AUM Hrāṁ atho hāridraveṣu me
AUM Hrīṁ harimāṇannidadhmasi
AUM Hrūṁ udagādayamādityaḥ
AUM Hraiṁ viśvena sahasā saha
AUM Hrauṁ dviṣantaṁ mama randhayan
AUM Hraḥ mo ahaṁ dviṣato ratham

"Ele se ergue no céu todos os dias,
É o grande amigo de todos
E avança para o zênite.

As doenças internas (como as dos órgãos) e
Os defeitos externos (como os problemas de pele)
Serão destruídos por sua força, pela simples exposição
À sua luz!
Ele dá as cores de tons verdes e amarelos de minha pele
Aos papagaios e às árvores, e as manchas pálidas
De minha pele às andorinhas.
Aquele que se ergue no céu, o filho de *Aditi* (a deusa do Infinito),
Aquele que contém a força do mundo inteiro,
Destrói meus inimigos[9], não permite que eles
Me destruam."

MANTRA SŪRYANAMASKĀRA II

12 mantras da Idade Média

AUM Mitrāya namaḥ
AUM Ravaye namaḥ
AUM Sūryāya namaḥ
AUM Bhānave namaḥ
AUM Khagāya namaḥ
AUM Pūṣṇe namaḥ
AUM Hiranyagarbhāya namaḥ
AUM Marīcaye namaḥ
AUM Ādityāya namaḥ
AUM Savitre namaḥ
AUM Arkāya namaḥ
AUM Bhāskarāya namaḥ

[9] Referimo-nos aqui aos inimigos interiores (comportamentos e pensamentos *adhármicos*, impuros e injustos), mas também os que assumem a forma de doenças.

"O amigo de todos,
Aquele que brilha,
Aquele que desencadeia a atividade,
Aquele que traz a claridade da percepção,
Aquele que se desloca no céu, o tempo movediço,
Aquele que nos alimenta,
O embrião dourado,
Aquele que produz o calor,
O filho da energia primordial,
Aquele que estimula o progresso da vida,
Aquele que nasceu para ser venerado e dá a glória,
Aquele que conduz à iluminação e à realização do Si Mesmo."

Candra: Lua, segunda-feira — mãe, nutrição, emoções, pensamentos, intuição, saúde do sistema hormonal

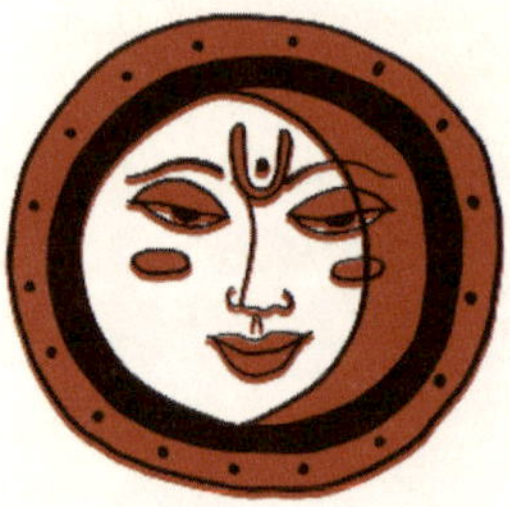

A Lua e suas frequências influenciam muito o mental, o processo de reflexão, a intuição e as emoções humanas. Esse planeta está também ligado à água, à criação e à encarnação, à feminilidade, à nutrição, à maternidade e à partilha.

É, pois, recomendável planejar, para a segunda-feira, as atividades correspondentes de purificação e reforço de nossa energia lunar. Trata-se de um excelente dia para meditar, consultar o psicólogo, lavar roupas, se refrescar ou nadar na piscina, conviver com os filhos, as mães ou as mulheres que desempenhem esse papel em nossa vida.

Também é aconselhável vestir roupas brancas ou amarelo-claras (a cor da Lua) e consumir alimentos da família da abóbora ou do arroz, pois eles amadurecem à noite com a luz lunar refrescante.

Sua energia lunar será ainda mais forte se, todas as segundas-feiras, você cozinhar cantando e compartilhar a comida — a partilha e a nutrição são dois dos grandes princípios associados à Lua.

Relativamente ao corpo e à saúde, a Lua se encarrega dos órgãos de reprodução, dos seios, dos intestinos, da circulação linfática, dos rins e do sistema urinário.

Os seguintes mantras são recomendados para purificar, reforçar e equilibrar esses aspectos da vida.

Mantras e *ślokas* da Lua

MANTRA CANDRA GĀYATRĪ

AUM
Kṣīraputrāya vidmahe
Amṛta tattvāya dhīmahi
Tanno Candraḥ pracodayāt

**"Estudamos a natureza d'Aquele que foi engendrado pelo leite.
Meditamos sobre Aquele que é a essência da imortalidade.
Que a Lua nos ilumine!"**

MANTRA CANDRA NAMASKṚTYA

(Ref.: *Taittirīya Saṃhitā*)

AUM oṣadhayassaṁvadante Somena saha rājñā

**"Saudações à Lua, o rei dos médicos,
Que nutre todas as plantas medicinais."**

MANTRA SOMA

AUM Somāya namaḥ

"Saudações à Lua."

MANTRA CANDRA

(Ref.: *Navagraha sūktam*)

AUM adhidevatā pratyadhidevatā sahitāya Candrāya namaḥ

"Saudações à divindade que está instalada no poder,
Saudações à Lua."

MANTRA CANDRA

AUM Caṁ Candrāya namaḥ

"Saudações à Lua."

Maṅgala: Marte, terça-feira — energia guerreira, rupturas, esporte, saúde dos músculos, polícia, exército, reformas

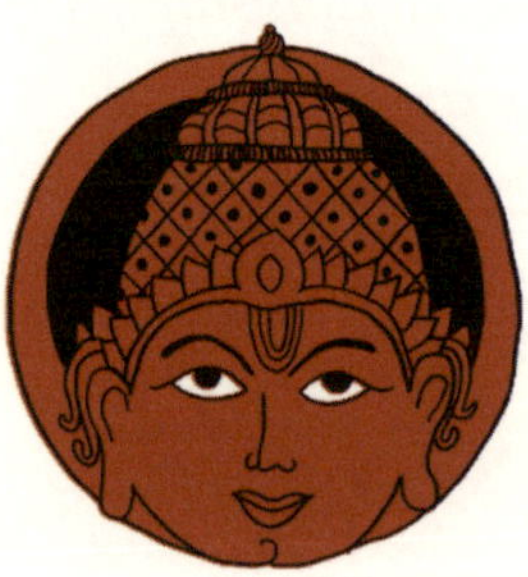

A terça-feira está ligada à energia bélica de Marte. Nesse dia, o que domina são as vibrações de força bruta e mesmo, às vezes, de agressão. É o planeta mais violento de todos, frequentemente considerado maléfico. Todavia, apesar de seu caráter impetuoso, como são as vibrações de ação, não devemos nos trancar em casa e não fazer nada. É importante utilizar bem o potencial de Marte e aproveitá-lo ao máximo.

Marte é a encarnação do fogo e da coragem! Ele governa atividades como esporte, debates, todos os tipos de trabalhos braçais, cozinha (sobretudo o preparo de pratos quentes, que precisam do fogo) e forja de metais. Marte desperta em nós os *rajas*: a atitude de concorrência e iniciativa. Essa é a energia dos soldados, dos bombeiros e dos policiais.

Evite, na terça-feira, iniciar projetos, assinar contratos, fazer compras importantes, tomar decisões "precipitadas", casar-se, viajar. Nesse dia, vista de preferência roupas vermelhas, coma alimentos picantes e ouse agir!

Relacionado ao corpo e à saúde, Marte se encarrega dos músculos, do estômago e das artérias.

Os mantras seguintes são recomendados para purificar, reforçar e equilibrar esses aspectos da vida.

Mantras de Marte

MANTRA KUJA

AUM Kuṁ Kujāya namaḥ

"Saudações a Marte."

MANTRA MAṄGALA

AUM Aṅgārakāya namaḥ

"Saudações a Marte."

MANTRA MAṄGALA

(Ref.: *Navagraha sūktam*)

AUM adhidevatā pratyadhidevatā sahitāya Aṅgarakāya namaḥ

"Saudações à divindade que está instalada no poder, Saudações a Marte."

Budha: Mercúrio, quarta-feira — línguas, viagens, comércio, comunicação, mídias, ciências, saúde do sistema nervoso e pensamento racional

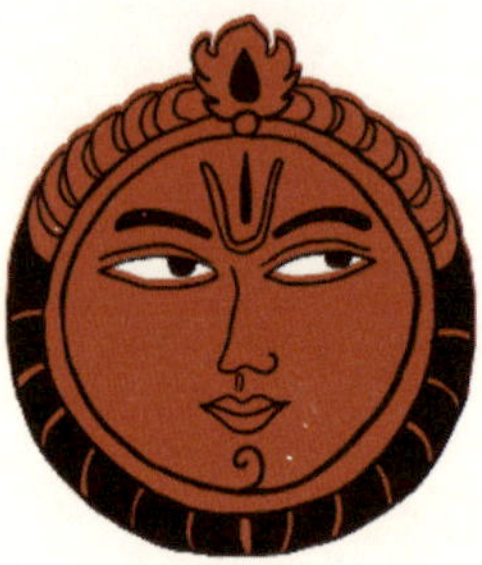

O patrono da quarta-feira é Mercúrio, o planeta que ativa nosso talento para a comunicação, os negócios, a expressão verbal, os discursos, a análise intelectual e a lógica; favorece o trabalho científico, a escrita e o uso das mídias. Para melhor entender o humor de Mercúrio, imagine-o como um papagaio inteligente.

A fim de reforçar a energia mercuriana, adote a regra de não mentir (nem mesmo nas pequenas coisas), de não falar mal dos outros, de não criticar, de não proferir injúrias ou sequer palavras injustas.

A quarta-feira é o dia ideal para viajar, fazer negócios, vender, tomar decisões racionais, marcar encontros, iniciar novos projetos, escrever e publicar artigos, fotografar ou filmar, treinar a voz, dar e receber notícias, encontrar amigos, conversar e cantar com eles.

Escolha roupas e joias verdes ou multicoloridas. Prepare pratos de cor verde: por exemplo, espinafre e lentilhas verdes. Coma legumes crus, kiwis e alimentos condimentados.

No nível da saúde, Mercúrio é encarregado do sistema nervoso, da microcirculação, do sistema respiratório, da voz e da garganta.

Os mantras seguintes são recomendados para purificar, reforçar e equilibrar esses aspectos da vida.

Mantras de Mercúrio

MANTRA BUDHA

AUM Buṁ Budhāya namaḥ

"Saudações a Mercúrio."

MANTRA BUDHA

(Ref.: *Navagraha sūktam*)

AUM adhidevatā pratyadhidevatā sahitāya Budhāya namaḥ

"Saudações à divindade que está instalada no poder, Saudações a Mercúrio."

Guru: Júpiter, quinta-feira — mestre, aprendizado, apadrinhamento, transmissão, espiritualidade, fé, saúde do fígado

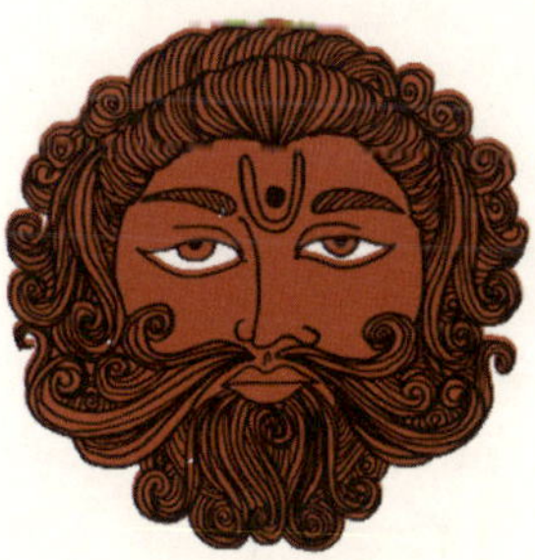

A energia paterna e espiritual de Júpiter é a que empresta suas qualidades à quinta-feira. A tradução do nome Júpiter em sânscrito é *guru*, que quer dizer literalmente "pesado" e pode ser entendido como "sábio", aquele que tem o peso da experiência.

O ensinamento em geral e a transmissão das práticas espirituais entram em cena nesse dia. A quinta-feira é o dia de aprender, prestar homenagem aos mestres, estudar as obras espirituais, a jurisprudência e as ciências em geral, trabalhar na biblioteca, participar de projetos humanitários, ajudar os pobres, proteger os mais jovens, ensinar, conviver com crianças (mas, diferentemente da Lua com sua energia materna, Júpiter dá um aspecto paterno ao convívio com elas).

A quinta-feira é o dia mais benéfico da semana, quando está favorável.

Recomenda-se escolher os tons dourados e amarelados para as roupas.

Relativamente ao corpo e à saúde, Júpiter está encarregado do fígado e dos tecidos gordurosos.

Os mantras seguintes são recomendados para purificar, reforçar e equilibrar esses aspectos da vida.

Mantras de Júpiter

MANTRA GURU

AUM Bṛṁ Bṛhaspataye namaḥ

"Saudações a Júpiter."

MANTRA GURU

(Ref.: *Navagraha sūktam*)

AUM Adhidevatā pratyadhidevatā sahitāya
Bṛhaspataye namaḥ

"Saudações à divindade que está instalada no poder,
Saudações a Júpiter."

Śukra: Vênus, sexta-feira — beleza, bem-estar, massagens, moda, decoração, criatividade artística, saúde do sistema reprodutor

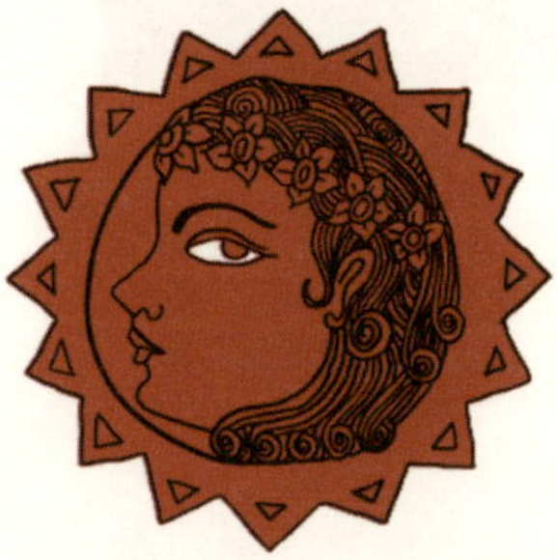

Na sexta-feira estão presentes as energias de Vênus: os prazeres, a delicadeza, as artes, a dança, a beleza e a elegância. Esse dia pode ser aproveitado para desenvolver a feminilidade e cultivar o bem-estar material, bem como a criatividade. Mas convém pensar: "Desabrocho como uma bela flor a fim de tornar este mundo mais bonito, pois faço parte dele" e não "Todos devem cair a meus pés ao ver minha esplêndida perfeição"!

A sexta-feira é um dia favorável à decoração da casa e da casa dos amigos, aos tratamentos de beleza, aos encontros amorosos, às compras, ao teatro, às aulas de dança ou pintura, à compra de joias e pedras preciosas, ao preparo de pratos doces ou com temperos suaves. A sexta-feira é o dia ideal para tomar decisões relativas ao casal e para se casar (e não o sábado, como muita gente faz).

As cores de roupas a escolher são o rosa, o branco, o verde-claro, o azul-claro e todos os tons pastéis. As palavras-chave de Vênus são: "requintado", "tendência", "procurado", "encantador" etc.

No nível da saúde e do corpo, Vênus se encarrega da pele, dos órgãos reprodutores e do sistema hormonal.

Os mantras seguintes são recomendados para purificar, reforçar e equilibrar esses aspectos da vida.

Mantras de Vênus

MANTRA ŚUKRA

AUM Śuṁ Śukrāya namaḥ

"Saudações a Vênus."

MANTRA ŚUKRA

(Ref.: *Navagraha sūktam*)

AUM adhidevatā pratyadhidevatā sahitāya Śukrāya namaḥ

"Saudações à divindade que está instalada no poder,
Saudações a Vênus."

Śani: Saturno, sábado — silêncio, renúncia, jejum, austeridade, ancestrais, raízes, cemitérios, saúde dos dentes e dos ossos

Com o sábado, instala-se o governo de Saturno: o planeta dos yogues, dos ascetas, dos sábios e dos filósofos. As características dele são a introspecção, a solidão, o desapego, a melancolia. A tradição do *shabbat* faz eco a esse princípio astrológico.

Para reforçar e purificar suas "relações" com Saturno, evite as saídas e as festas de sábado. Aconselha-se, nesse dia, reservar um tempo à meditação, ao jejum, ao silêncio, às preces, aos estudos dos livros filosóficos e espirituais.

Saturno é também o símbolo do tempo e do atemporal, da história, dos ancestrais, das raízes. Planeta mais afastado do Sol (imagem da alma e da Consciência), está ligado à matéria e a terra, bem como à casa da família. Se você tem negócios imobiliários a gerenciar, se quer visitar os túmulos dos parentes ou semear a terra, faça isso no sábado.

Esse planeta austero e grave nos ensina a ser pontuais e a não desperdiçar a energia em conversas fúteis, a desenvolver a paciência e a respeitar os mais velhos.

Coma pão preto, rabanete, beterraba, nabo e todas as raízes. Vista-se com sobriedade: o cinza, o azul-marinho, o preto e o marrom são as cores que devem ser oferecidas a Saturno.

No nível da saúde e do corpo, Saturno se encarrega dos dentes e ossos, das unhas, dos cabelos, dos pés, dos joelhos e da memória.

Os mantras seguintes são recomendados para purificar, reforçar e equilibrar esses aspectos da vida.

Mantras de Saturno

MANTRA ŚANI

AUM Śaṁ Śanaye namaḥ

"Saudações a Saturno."

MANTRA ŚANI

(Ref.: *Navagraha sūktam*)

AUM adhidevatā pratyadhidevatā sahitāya
Śaṇaiścarāya namaḥ

"Saudações à divindade que está instalada no poder,
Saudações a Saturno."

Rāhu: nodo lunar Norte — influência sobre as massas, os vícios, a insatisfação, o álcool, o risco, as serpentes

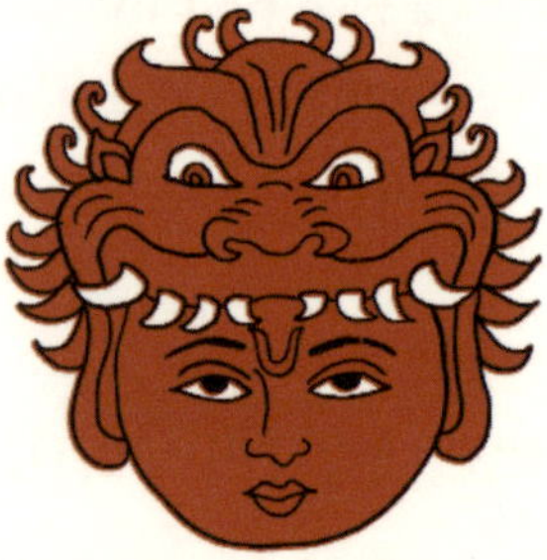

Rāhu não é um planeta, mas um ponto na órbita da Lua chamado "nodo lunar Norte". Malgrado a ausência de corpo físico, ele gera as frequências vibratórias da mesma maneira que os sete planetas.

O efeito de *Rāhu* sobre nosso psiquismo consiste em nos levar ao extremo de qualquer coisa, em nos oferecer objetos artificiais (tecidos, alimentos, robôs), em nos fazer assumir riscos inúteis, em nos induzir a querer controlar os outros.

Rāhu está também ligado às drogas, ao álcool, à loucura, à depressão e aos pesadelos noturnos.

O símbolo de *Rāhu* é a cabeça sem corpo — em referência à insatisfação que ele cria: os sentidos (cujos órgãos estão na cabeça) passam por experiências, mas, como o corpo se acha ausente, a satisfação obtida é difícil ou mesmo impossível. As serpentes e os vermes concretos ou simbólicos (as criaturas ou as situações provocadas pela fusão da cabeça com o corpo) entram em nossa vida por influência de *Rāhu*.

No mundo contemporâneo, os astrólogos dizem que a energia de *Rāhu* está desequilibrada em todos os indivíduos, sendo, pois, importante para todos utilizar os mantras a fim de restabelecer o equilíbrio.

Mantras de *Rāhu*

MANTRA RĀHU

AUM Rāṁ Rāhave namaḥ

"Saudações a Rāhu."

MANTRA RĀHU

(Ref.: *Navagraha sūktam*)

AUM adhidevatā pratyadhidevatā sahitāya Rāhave namaḥ

"Saudações à divindade que está instalada no poder, Saudações a Rāhu."

Ketu: nodo lunar Sul — escondido, velado, místico, obscuridade, toxina, aranhas

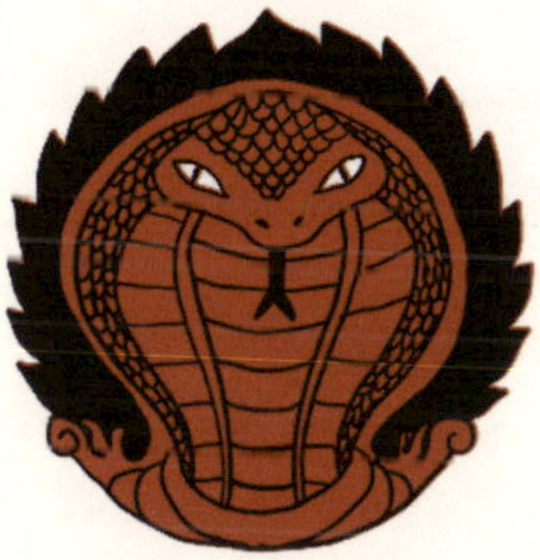

Tal como *Rāhu, Ketu* não é um planeta, mas, apesar disso, gera uma frequência vibratória que nos influencia fortemente.

Rāhu é a cabeça sem corpo; *Ketu* é o inverso: o corpo decapitado. Simbolicamente, isso representa a ausência do racional e da visão lúcida.

O caráter velado pode, por exemplo, se manifestar nas dificuldades de diagnosticar doenças ou na incapacidade de tomar decisões e descobrir as causas de certas situações e problemas.

Ketu está associado à fumaça, ao misticismo, ao medo e à solidão. Mas, quando estão mergulhados no desconforto, na aflição e nas trevas, essa energia ajuda os buscadores espirituais a se desligarem dos prazeres do mundo material.

Ketu está associado também às aranhas e suas teias (no sentido literal ou simbólico). A internet é o melhor exemplo disso. Todas as dificuldades ou benefícios que podemos obter com o uso da internet estão sob o controle da energia de *Ketu*.

Mantras de *Ketu*

MANTRA KETU

AUM Keṁ Ketave namaḥ

"Saudações a Ketu."

MANTRA KETU

(Ref.: *Navagraha sūktam*)

AUM adhidevatā pratyadhidevatā sahitāya Ketave namaḥ

"Saudações à divindade que está instalada no poder, Saudações a Ketu."

Navagraha: 9 planetas em conjunto

Todos esses planetas juntos formam a "orquestra vibratória" que nos ensina todos os aspectos da vida. Essa orquestra se chama *Navagraha*: "nove planetas".

O mantra seguinte é recomendado a fim de purificar e harmonizar *Navagraha* por inteiro.

MANTRA NAVAGRAHA

(Ref.: *Navagraha sūktam*)

**AUM namaḥ Suryāya Chandrāya Mangalāya Budhāya ca
Guru Śukra Śanibhyasca Rāhave Ketava namaḥ**

"Saudações ao Sol, à Lua, a Marte, a Mercúrio, a Júpiter, a Vênus, a Saturno, a Rāhu e a Ketu."

A prática dos mantras planetários

Você pode começar o mantra *sādhana* de quarenta dias por um mantra planetário especial e recitá-lo sob a forma de *japa* de 108 vezes (pelo menos), todos os dias sem exceção.

Mas o melhor mantra *sādhana* para equilibrar todos os planetas será esse protocolo que exige um compromisso sério, pois se estende por vários meses. Quando reformamos a casa ou fazemos uma desintoxicação completa do corpo, certas partes não ficam como antes; assim também, esse mantra *sādhana* reorganiza em nodos, por completo, as energias e influências de todos os planetas: é extremamente eficaz em se tratando de retificações kármicas.

A ordem dada aqui também é muito importante e deve ser respeitada.

PLANETA/ ARQUÉTIPO	*MANTRA*	NÚMERO DE VEZES
Gaṇeśa	AUM Śrīṁ Hlīṁ Klīṁ Glauṁ Gaṁ Gaṇapataye namaḥ	8 vezes antes de cada sessão de *japa*
Candrā/Lua	AUM Śraṁ Śrīṁ Śrauṁ Saḥ Candrāmase namaḥ	27 dias x 4 *mālas* por dia = cerca de 11 mil vezes Começar na segunda-feira
Budha/Mercúrio	AUM Braṁ Brīṁ Brauṁ Saḥ Budhāye namaḥ	21 dias x 4 *mālas* por dia = cerca de 9 mil vezes Começar na quarta-feira
Guru/Júpiter	AUM Graṁ Grīṁ Grauṁ Saḥ Gurave namaḥ	45 dias x 4 *mālas* por dia = cerca de 19 mil vezes Começar na quinta-feira
Sūrya/Sol	AUM Hrāṁ Hrīṁ Hrauṁ Saḥ Sūryāye namaḥ	30 dias x 2 *mālas* por dia = cerca de 7 mil vezes Começar no domingo de manhã
Śukra/Vênus	AUM Drāṁ Drīṁ Drauṁ Saḥ Śukrāye namaḥ	24 dias x 6 *mālas* por dia = cerca de 16 mil vezes Começar na sexta-feira
Maṅgala/Marte	AUM Krāṁ Krīṁ Krauṁ Saḥ Bhaumāye namaḥ	20 dias x 5 *mālas* por dia = cerca de 10 mil vezes Começar na terça-feira
Rāhu/nodo lunar Norte + *Ketu*/nodo lunar Sul	AUM Hrāṁ Hrīṁ Hrauṁ Saḥ Rahave namaḥ + AUM Śraṁ Śrīṁ Śrauṁ Saḥ Ketave namaḥ	42 dias x 4 *mālas* por dia = cerca de 18 mil vezes (recitar os dois mantras juntos) Começar a qualquer momento
Śani/Saturno	AUM Prāṁ Prīṁ Prauṁ Saḥ Śanaye namaḥ	42 dias x 5 *mālas* por dia = cerca de 24 mil vezes Começar no sábado

13. MANTRAS DAS DIREÇÕES OU PONTOS CARDEAIS

Se voltarmos ao assunto da criação do Universo e à ordem da manifestação dos elementos (ver p. 36), vamos nos lembrar de que o primeiro elemento criado foi o éter ou espaço: *ākāśa*. Sendo o mais sutil e onipresente, ele monta o cenário para, em especial, a existência da diversidade vibratória e sonora. É extremamente importante purificar o espaço com regularidade, sobretudo antes de começar etapas de vida, acontecimentos ou práticas em um dado local.

Com frequência, não sabemos como criar um espaço sagrado à nossa volta. Assim como podemos construir uma sala e atribuir-lhe uma função (de sala de meditação, por exemplo), assim também podemos determinar um espaço no nível sutil, que conterá igualmente a energia necessária.

A ciência da arquitetura e da organização espacial tal como existe nos Vedas, *Vāstu*, ensina em detalhe o modo de nos protegermos de tudo quanto nos sobrevém do exterior: pensamentos e emoções negativas das pessoas, campos de frequência destrutivos, energias gastas. *Vāstu* também dá instruções sobre a maneira de montar uma estrutura vibratória pela invocação dos arquétipos dos pontos cardeais e colaterais para que nossa morada, nosso local de trabalho ou nossa sala de yoga se tornem um ambiente energeticamente harmonizado e tranquilo.

A utilização de mantras para a purificação de espaços é uma das funções mais importantes e mais antigas dos mantras tântricos. Se não honrarmos os pontos cardeais e suas energias correspondentes, tornamo-nos vulneráveis e inúteis. Expomo-nos involuntariamente a todas as energias exteriores, muitas vezes destrutivas para nosso mental, nossos relacionamentos e nossa saúde física. É como se fôssemos para a rua sem as roupas apropriadas.

Os mantras dos pontos cardeais geram frequências positivas e protetoras, sejam cantadas em voz alta ou mentalmente! Como na maior parte das técnicas tântricas, nesse protocolo o que conta é principalmente a imaginação e a visualização concentrada!

Eis a organização dos arquétipos por ponto cardeal da perspectiva de *Vāstu*. O esquema pode se aplicar tanto ao espaço de um país quanto ao de um cômodo da casa.

<table>
<tr><td>Noroeste
Vāyu
Ar</td><td>Norte
Soma
Mental</td><td>Nordeste
Īśāna
Éter</td></tr>
<tr><td rowspan="2">Oeste
Varuṇa
Água</td><td>Em cima
Brahmā</td><td rowspan="2">Leste
Indra
Terra</td></tr>
<tr><td>Embaixo
Ananta</td></tr>
<tr><td>Sudoeste
Nirṛti
Intelecto</td><td>Sul
Yama
Ego</td><td>Sudeste
Agni
Fogo</td></tr>
</table>

A leste está *Indra,* associado ao Sol e ao começo da vida, à encarnação; por isso, o elemento Terra se acha sob seu governo. Seu mantra seminal é *Laṁ. Indra* é o governante de todas as forças da Natureza. Protege a criação com seu diamante *Vajra,* que faz referência à Luz divina. O mantra seminal dessa arma é *Vaṁ.*

A sudeste está *Agni,* princípio muito importante sobretudo nas práticas espirituais, pois tem o potencial inesgotável da purificação. Seu mantra seminal é *Raṁ*. Sua arma é a lança denominada *Śakti,* a chama divina. O mantra seminal dessa arma é *Śaṁ.*

Ao sul está *Yama,* a divindade da morte; é ele que acompanha os mortos depois de deixarem o corpo. Nesse sentido, *Yama* está ligado ao ego e à identificação temporária. Seu mantra seminal é *Maṁ*. Sua arma é um simples bastão chamado *Daṇḍa,* que afasta as energias tamásicas oriundas do Sul e assegura o controle do Sol. O mantra seminal dessa arma é *Daṁ*.

A sudoeste está *Nirṛti,* a força da dissolução, similar à de *Kālī,* que dissolve o mental para fazer surgir a inteligência. Seu mantra seminal é *Kṣaṁ. Nirṛti* afasta as energias e os acontecimentos malignos com sua espada *Khaṅga*. O mantra seminal dessa arma é *Khaṁ*.

A oeste está *Varuṇa,* a divindade das chuvas e oceanos, o governante das águas terrestre e celeste. Seu mantra seminal é *Vaṁ*. Sua arma é o nó corrediço *Pāśa,* que detém os inimigos vindos do Oeste. O mantra seminal dessa arma é *Paṁ*.

A noroeste está *Vāyu,* o princípio do ar e do vento; ele nos protege, entre outras coisas, dos movimentos inúteis dos pensamentos. Seu mantra seminal é *Yaṁ*. Com seu aguilhão *Aṅkuśa,* protege as pessoas dando-lhes firmeza. O mantra seminal dessa arma é *Aṁ*.

Ao norte está *Soma,* imbuído do potencial lunar diretamente ligado ao mental, às emoções e à imaginação. Seu mantra seminal é *Sauṁ*. Ele insufla paz e doçura nos pensamentos caóticos e torna férteis as ideias. *Soma* protege o espaço de todas as negatividades vindas do norte com sua maça *Gada*. O mantra seminal dessa arma é *Gaṁ*. Às vezes, nesse ponto cardeal, em lugar de *Soma* está *Kubera,* o governante das riquezas.

A nordeste está *Īśāna,* o governante supremo, encarregado do elemento Éter. Sua força é a de *Śiva*. Seu mantra seminal é *Haṁ;* o tridente de *Śiva,* denominado *Triśūla,* protege das influências dos *guṇas*. O mantra seminal dessa arma é *Trīm*.

Em cima, está o lugar de nascimento de *Brahmā,* o arquiteto do Universo. Seu mantra seminal é *Āṁ;* ele assegura a expansão da consciência. O instrumento que utiliza para a proteção é a *Padma*, a flor do lótus, que representa a verdade. O mantra seminal dessa flor é *Paṁ*.

Embaixo, está o lugar onde a serpente cósmica *Ananta* desenrosca seu corpo, que mantém *Viṣṇu* deitado no meio do oceano primordial. *Ananta* representa também a energia de *kuṇḍalinī*, que se desata embaixo para subir. Seu mantra seminal *Hrīṁ* serve de alicerce para o mundo inteiro. Sua arma é o disco de *Viṣṇu*, *Cakra*. O mantra seminal dessa arma é *Caṁ*.

Aqui, a sequência da invocação começa pelo leste e o elemento Terra, com o governo de *Indra*, e avança no sentido horário. É importante imaginar a força invocada a cada mantra. Após terminar com o nordeste, recorra aos mantras de cima e de baixo.

<table>
<tr><td>Noroeste
AUM Yaṁ Vāyave namaḥ</td><td>Norte
AUM Sauṁ Somāya namaḥ</td><td>Nordeste
AUM Haṁ Īśānāya namaḥ</td></tr>
<tr><td rowspan="2">Oeste
AUM Vaṁ Varuṇāya namaḥ</td><td>Em cima
AUM Āṁ Brahmaṇe namaḥ</td><td rowspan="2">Leste
AUM Laṁ Indrāya namaḥ</td></tr>
<tr><td>Embaixo
AUM Hrīṁ Anantāya namaḥ</td></tr>
<tr><td>Sudoeste
AUM Kṣaṁ Nirṛtaye namaḥ</td><td>Sul
AUM Maṁ Yamāya namaḥ</td><td>Sudeste
AUM Raṁ Agnaye namaḥ</td></tr>
</table>

A recitação continua, sempre começando pelo leste a fim de fazer o giro das armas protetoras com sua visualização.

<table>
<tr><td>Noroeste
AUM Aṁ Aṅkuśāya
namaḥ</td><td>Norte
AUM Gaṁ Gadāya
namaḥ</td><td>Nordeste
AUM Trīṁ Triśūlāya
namaḥ</td></tr>
<tr><td rowspan="2">Oeste
AUM Paṁ Pāśāya
namaḥ</td><td>Em cima
AUM Paṁ Padmāya
namaḥ</td><td rowspan="2">Leste
AUM Vaṁ Vajrāya
namaḥ</td></tr>
<tr><td>Embaixo
AUM Caṁ Cakrāya
namaḥ</td></tr>
<tr><td>Sudoeste
AUM Khaṁ Khaṅgāya
namaḥ</td><td>Sul
AUM Daṁ Daṇḍāya
namaḥ</td><td>Sudeste
AUM Śaṁ Śaktaye
namaḥ</td></tr>
</table>

Esses mantras podem ser utilizados tanto para um espaço no qual estejamos fisicamente quanto para um espaço imaginário: a floresta dos sonhos, o templo interior; ou para um espaço desmesuradamente maior que o talhe humano — uma cidade, um país, o planeta Terra.

É importante recitar esses mantras regularmente, nas salas de yoga e nos locais de meditação, para restabelecer as vibrações harmoniosas entre as práticas. Fazer essas invocações em sua casa pelo menos uma vez por semana pode ser um meio excelente de purificar e nutrir a atmosfera. O melhor, evidentemente, é cumprir esse protocolo no início de cada *sādhana* pessoal.

14. MANTRAS E *ŚLOKAS* VEDÂNTICOS

Determinemos desde já o que é o *Vedānta* e sua diferença com relação aos Vedas. Lembremo-nos de que cada um dos quatro Vedas contém quatro divisões (ver p. 34).

— *SAṂHITĀS* (coletâneas de mantras)
— *BRĀHMAṆAS* (livro de rituais)

— *ĀRANYAKAS* (tratados florestais)

— *UPANIṢADS* (resumos de sabedoria)

Os ensinamentos dos *Upaniṣads* é que formam o corpo do *Vedānta,* cujo significado literal é "o fim", "a essência eterna dos Vedas".

A etimologia desse termo, em sânscrito, é a seguinte:

Upa: "aproximar-se", "estudar", "matar a ignorância"
Ni: "movimento para baixo", "ardor"
Ṣad: "sentar-se", "realização da Verdade"

Os textos dos *Upaniṣads* são resumos filosóficos que, na maior parte, não tratam das formas do Divino com atributos (como os arquétipos védicos *Rudra, Śrī, Indra, Sarasvatī*), mas falam de *Nirguṇa Brahman,* o Divino abstrato e impessoal, sem atributos nem formas. Esses ensinamentos muito densos foram transmitidos pelos sábios realizados aos outros sábios ou pelo menos aos monges. Não era uma filosofia destinada às pessoas que vivem em família no mundo material. As invocações vedânticas dos *Upaniṣads* nunca formulam intenções de abundância ou saúde, sucesso ou retificações astrológicas. Os mantras e *ślokas* vedânticos se concentram, essencialmente, na ideia de que "tudo é Consciência" e encorajam o buscador espiritual a contemplar isso.

A figura crucial na história do *Vedānta* foi *Ādi Śaṅkarācārya,* mestre espiritual e filósofo do fim do século VIII e início do IX. Ele reestruturou e difundiu os ensinamentos dos *Upaniṣads* fundando a escola *Advaita Vedānta,* a visão espiritual não dualista. Compôs vários *stotras,* alguns dos quais estão incluídos neste livro (ver pp. 199, 291 e 292).

Aqui estão os quatro mantras principais que provêm dos quatro *Upaniṣads* diferentes e associados aos quatro Vedas. Eles exprimem a mesma ideia, formulada diferentemente. Esses quatro mantras revestem a condição de *mahāvākyas*: as grandes expressões.

4 MAHĀVĀKYAS

1. Prajñānam brahma
(Ref.: *Aitareya Upaniṣad, 5.3/Ṛig-veda*)

"O Brahman é Consciência."

2. Ayam ātmā brahma
(Ref.: *Māṇḍūkya Upaniṣad, 1.2/Atharvaveda*)

"O Sol é Brahman."

3. Tat tvam asi
(Ref.: *Chāndogya Upaniṣad, 6.8.7/Sāmaveda*)

"Tu és isto."

4. Aham brahmāsmi
(Ref.: *Bṛhadāraṇyaka Upaniṣad, 1.4.10/Yajurveda*)

"Eu sou Brahman."

Esses mantras não são entoados, mas têm como objetivo essencial fornecer apoio para a concentração e a meditação silenciosa.

MANTRA AJAPA

(Ref.: *Īśa Upaniṣad*)

So Hum

Essa afirmação vedântica incontornável e profundamente filosófica retoma a ideia do quarto *mahāvākya*:

Saḥ significa "Ele", "Ela", "Isto" (subentendendo a Consciência Universal).

Aham significa "Eu".

O mantra se chama *ajapa* (ver p. 87) porque, sendo muito curto, sincroniza-se naturalmente com o ritmo da respiração:

— inspire: *So*
— expire: *Hum*

Com a prática, ele se incorpora ao mental e ao sopro do *sādhak*, tornando a recitação interior perpétua e espontânea.

Esse mantra costuma ser chamado de *Haṁsa*, nome que vem da inversão da ordem das sílabas e se refere ao cisne. Trata-se do símbolo riquíssimo em significado que já vimos no capítulo sobre *Sarasvatī*.

O cisne *Haṁsa* nada na água à qual se vê preso pela gravidade, depois voa para o céu.

Da mesma maneira, ao expirar, o homem emite naturalmente o leve som *Hum*, o que o liga ao "eu", enquanto ao inspirar ele se lembra, também naturalmente, de sua essência divina produzindo o som *So*.

PRĀTAḤ SMARĀṆA STOTRAM

(Ref.: *Ādi Śaṅkarācārya*)

AUM

Prātaḥ smarāmi hṛdi saṁsphuradātmatattvaṁ
Satccitsukhaṁ paramahaṁsa-gatiṁ turīyaṁ
Yatsvapna-jāgara-suṣuptimavaiti nityaṁ
Tadbrahma niṣkalamahaṁ na ca bhūtasaṅghaḥ

Prātar bhajāmi manasām vacasāmagamyaṁ
Vāco vibhānti nikhilā yadanugraheṇa
Yannetineti-vacanairnigamā-avocuḥ
Taṁ devadevaṁ-ajamacyutam-āhuragryam

Prātar namāmi tamasaḥ paramarkavarṇaṁ
Pūrṇaṁ sanātanapadaṁ puruṣottamākhyam
Yasminnidaṁ jagadaśeṣamaśeṣamūrtau
Rajjvāṁ bhujaṅgama iva pratibhāsitaṁ vai.

"Ao amanhecer, volto-me para a alma luminosa no centro do coração,
A alma cuja essência é a Existência, o Conhecimento
E a Beatitude, objetivo de todos os seres despertos,
A substância transcendental e eterna que ilumina
Os três estados de consciência: o sono com os sonhos,
A vigília e o sono sem sonhos,
A Consciência indivisível
Que não é mera reunião dos cinco elementos.

Ao amanhecer, saúdo Aquilo que está além da diversidade
Do mental e da palavra, mas é por Seu Potencial
Que as vibrações se manifestam.
O que é chamado nos textos sagrados de "nem isto nem aquilo",
Pois está além dos atributos.

O que é a Essência divina de todos os seres divinos,
O que nunca nasceu,
O que chamamos de inalterável e absoluto.
Ao amanhecer, eu me prosterno diante d'Aquilo que é luminoso
E está além da ignorância.

O Ser Supremo que é inteiro, eterno e infinito.
O mundo manifesto aparece nele como uma serpente
Aparece na imaginação, em uma corda."

NIRVĀṆAṢATKAM/ĀTMAṢATKAM

(Ref.: *Ādi Śaṅkarācārya*)

AUM
Manobuddhyahaṅkāra chittāni nāhaṁ
Na ca śrotrajihve na ca ghrāṇanetre
Na ca vyoma bhūmirna tejo na vāyuḥ
Ccidānandarūpaḥ Śivo'ham Śivo'ham

Na ca prāṇasaṅjño na vai pañcavāyuḥ
Na vā saptadhātur na vā pañcakośaḥ
Na vākpāṇipādau na copasthapāyu
Ccidānandarūpaḥ Śivo'ham Śivo'ham

Na me dveṣarāgau na me lobhamohau
Na me vai mado naiva mātsaryabhāvaḥ
Na dharmo na cārtho na kāmo na mokṣaḥ
Ccidānandarūpaḥ Śivo'ham Śivo'ham

Na puṇyaṁ na pāpaṁ na saukhyaṃ na duhkhaṁ
Na mantro na tīrthaṁ na vedā na yajña

Ahaṁ bhojanaṁ naiva bhojyaṁ na bhoktā
Ccidānandarūpaḥ Śivo'ham Śivo'ham
Na me mṛtyu śaṅkā na me jātibhedaḥ

Pitā naiva me naiva mātā na janmaḥ
Na bandhurna mitraṁ gururnaiva śiṣyaḥ
Ccidānandarūpaḥ Śivo'ham Śivo'ham

Ahaṁ nirvikalpo nirākārarūpo
Vibhutvāca sarvatra sarvendriyāṇaṁ
Na cāsaṅgataṁ naiva muktirna meyaḥ
Ccidānandarūpaḥ Śivo'ham Śivo'ham

"Não sou nem o mental, nem o intelecto, nem o ego, nem a memória,
Não sou nem os ouvidos, nem a língua, nem o nariz, nem os olhos,
Não sou nem o éter, nem a terra, nem o fogo, nem a água, nem o ar,
Sou a Beatitude da Consciência, sou *Śiva*,
Sou *Śiva*.

Não sou nem *prāṇa* [energia vital), nem os cinco *vāyus* [forças prânicas),
Nem os sete tecidos corporais, nem os cinco *kośas* [invólucros],
Não sou nem a palavra, nem as mãos, nem os pés,
Nem os órgãos da procriação, nem os órgãos da eliminação,
Sou a Beatitude da Consciência, sou *Śiva*,
Sou *Śiva*.

Não há para mim nem aversão,
Nem apego, nem avidez, nem ilusão
Nem orgulho, nem inveja.
Não há para mim nem vocação, nem recursos,
Nem prazer, nem anseio de libertação,
Sou a Beatitude da Consciência, sou *Śiva*,
Sou *Śiva*.

Não há para mim nem méritos,
Nem deméritos, nem felicidade, nem desgraça,
Nem mantras, nem lugares santos,
Nem textos sagrados, nem rituais,

Não sou nem o alimento, nem o ato de comer,
Nem aquele que come,
Sou a Beatitude da Consciência, sou *Śiva*,
Sou *Śiva*.

Não há para mim nem medo da morte,
Nem identificação com castas,
Não tenho nem pai, nem mãe, nem nascimento,
Não tenho nem parentes, nem amigos, nem mestres, nem alunos,
Sou a Beatitude da Consciência, sou *Śiva*,
Sou *Śiva*.

Não tenho nenhum atributo, nenhuma forma.
Onipresente e impregnando tudo, onisciente, eterno,
Não sou nem apegado, nem liberto, sou sem limites materiais,
Sou a Beatitude da Consciência,
Sou *Śiva*, sou *Śiva*."

15. MANTRAS E *ŚLOKAS* DA ROTINA DIÁRIA

O caráter cíclico é o princípio fundamental da vida, do Universo, da prática do yoga e da recitação de mantras. O psiquismo humano precisa da repetição de certos elementos para ter parâmetros e confiar na ordem estabelecida à sua volta: desse modo, pode recorrer à improvisação e à criatividade.

O mental também precisa de repetição cotidiana para, lentamente, mudar de atitude e modificar comportamentos errôneos instalados — pois, com frequência, ainda que nossa inteligência nos guie em direção ao *dharma*, os automatismos do mental acabam por se impor.

Neste capítulo final, reunimos os versículos curtos que servem para ritmar o dia com as intenções associadas a nossos atos cotidianos; seu nome é *Nitya Parāyaṇa ślokas*. Esses cânticos não se destinam à recitação repetida em *japas* de 11, 27, 54 ou 108 vezes, mas antes à repetição cotidiana, isto é, uma vez por dia, diariamente, em determinados momentos. Esses *ślokas* podem ser praticados mesmo sem iniciação por um mestre (apesar de ser preferível com a iniciação), pois o que conta nessa prática são a compreensão do sentido e a fixação do mental consciente em uma certa atitude. Se você decidir recitar algumas dessas intenções, primeiro procure captar seu sentido e viva-as plenamente durante a pronúncia.

Aquele que pontua seu ciclo diário com todos esses *ślokas* adquire autoconfiança — e o Universo se torna mais alinhado com o *dharma* e as leis da Natureza.

Eis então os versículos na ordem correspondente ao desenrolar da jornada do yoga.

Nitya parāyaṇa ślokas

ŚLOKA PRABHĀTA KARĀ DHĀRAṆA

***Na cama, ao despertar.**

AUM
Karāgrē vasatē Lakṣmī,
Karama dhyē Sarasvatī,
Karamūlē sthitā Gaurī,
Prabhātē kara darśanam.

"*Lakṣmī* reside na ponta dos dedos,
Sarasvatī reside no centro da palma da mão,
Gaurī (*Pārvatī*) reside no pulso.
Eu contemplo minhas mãos como a morada divina."

ŚLOKA PRABHĀTA BHŪMI

*Antes de pôr os pés no chão

AUM
Samudra vasanē Dēvī,
Parvata stana maṇḍalē,
Viṣṇupatni namastubhyaṁ,
Pādasparśaṁ kṣamasvamē.

"Mãe Universal, os oceanos são teus trajes,
As montanhas são teu peito,
Consorte d'Aquele que mantém o mundo inteiro,
Perdoa a meus pés tocarem teu corpo divino."

ŚLOKA SAPTA SINDHU

*Ao tomar banho

AUM
Gaṅge ca Yamune caiva
Godāvari Sarasvati
Narmade Sindhu Kāveri
Jale'smin sannidhiṁ kuru

"Gaṅgā, Yamunā,
Godāvari, Sarasvatī,
Narmadā, Sindh e Kāveri
Entrai nesta água para torná-la pura e sagrada."

MANTRA AGNI GĀYATRĪ

*Ao acender a primeira vela do dia

AUM
Mahā jvālāya vidmahe
Agni devāya dhīmahi
Tanno Agniḥ pracodayāt

"Concentramo-nos na chama divina,
Meditamos sobre o potencial divino do Fogo,
Que o Fogo nos ilumine!"

ŚLOKA BHASMA DHĀRAṆA

*Ao aplicar a pomada de sândalo ou cinzas na fronte

AUM
Śrīkaraṁ ca pavitraṁ ca
Śoka roga nivāraṇam,
Loke vaśīkaraṁ puṁsāṁ
Bhasmaṁ tryailōkya pāvanaṁ.

"As cinzas sagradas purificam e tornam as circunstâncias favoráveis
Elas retiram as doenças e as tristezas,
Elas permitem sermos senhores do mundo inteiro.
As cinzas são sagradas nos três mundos
(terrestre, infernal e paradisíaco)."

SAD BHĀVANĀ PRĀRTHANĀ

*Intenção para começar o dia

AUM
Kṣame'ham sarvān vai jīvān,
Te ca kṣāmyantu mām sadā,
Maitrī syāt sarva bhūteṣu,
Na me dveṣo'stu kenacit.

"Que eu possa perdoar todos os seres vivos
E que eles também me perdoem sempre.
Que a amizade se instale entre todos os seres vivos,
Que não mais haja rejeição entre nós todos."

SAD BHĀVANĀ PRĀRTHANĀ

*Intenção para começar o dia
(Ref.: *Śrīmad Bhāgavatam*)

AUM
Na tvahaṁ kāmaye rājyaṁ
Na svargaṁ na punarbhavam,
Kāmaye duḥkha taptānāṁ
Prāṇinām ārti nāśanam

"Eu não cobiço nem reino
Nem paraíso, nem novo nascimento.
Meu único desejo é que o sofrimento seja destruído
Para todos os seres vivos."

ŚLOKA KṢAMĀ

*No fim da prática ou do aprendizado de mantras
(Ref.: *Devī Kṣamā prarthana stotram, Devīmāhātmyam*)

AUM
Mantra hinaṁ kriya hinaṁ
Bhakti hinaṁ Sureśvari
Yat poujitam mayā Devī,
Pari pourṇaṁ tadastu me.

"Eu não tenho o domínio dos mantras,
Eu não sou perfeito nas ações,
Falta-me a devoção, ó maior das deusas!
Que essa prática vinda de mim, ó Deusa da ilusão,
Seja inteiramente aceita."

ŚLOKA BHOJAN

*Antes das refeições
(Ref.: *Bhagavad-Gītā*, 4. 24)

AUM
Brahmārpaṇaṁ Brahmahavir
Brahmāgnau Brahmaṇāhutam
Brahmaiva tena gantavyaṁ
Brahma karma samādhinā

"O instrumento da oferenda (a colher) é *Brahman*,
O processo da própria oferenda é *Brahman*,
O fogo sacrificial é *Brahman*,
Aquele que oferece também é *Brahman*.
Brahman é o objetivo do sacrifício, que será alcançado por aquele
Cuja ação manifestar a concentração perfeita no *Brahman*."

Embora essa passagem do *Bhagavad-Gītā* seja profundamente vedântica, é chamada de *śloka Bhojan*, o cântico da nutrição. Esse *śloka* é cantado antes de cada refeição na maior parte dos *ashrams* tradicionais da Índia, pois a comida que comemos diariamente pode ser considerada uma oferenda ao fogo sacrificial, no caso nosso fogo digestivo.

MANTRAS PRAṆĀGNIHOTRA

*Antes das refeições
(Ref.: *Chāndogya Upaniṣad*, 5.19-24)

AUM prāṇāya svāḥ
AUM apānāya svāḥ
AUM samānāya svāḥ
AUM udānāya svāḥ
AUM vyānāya svāḥ

"Oferenda para nutrir o fogo com a energia do sopro,
Oferenda para nutrir o fogo com a energia descendente
E desintoxicante.
Oferenda para nutrir o fogo com a energia da transformação
E da equalização,
Oferenda para nutrir o fogo com a energia ascendente,
Oferenda para nutrir o fogo com a energia da circulação."

ŚRĪ ANNAPŪRṆA AṢṬAKAM

*Antes das refeições
(Ref.: *Ādi Śaṅkarācārya*)

AUM
Annapūrṇe sadāpūrṇe
Śaṇkara prāṇa vallabhe
Jñāna vairāgya siddhyartham
Bhikṣām dehī ca Pārvatī

Māta ca Pārvatī Devī
Pitā devo Maheśvaraḥ
Bāndhavāḥ Śiva bhaktās ca
Svadeśo bhūvana trayam

"Aquela que nutre todos e sempre,
A bem-amada de *Śiva*,
Me insufle o conhecimento, o desapego e a perfeição
Com o alimento que me dá para comer.

Pārvatī é minha mãe
E *Śiva* é meu pai.
Todos quantos seguirem *Śiva*
São os irmãos e as irmãs da grande família
Nos três mundos."

MANTRAS DEVĪ

*Antes das refeições

AUM Annapūrṇeśvaryai namaḥ
AUM Lakṣmyai namaḥ
AUM Amṛteśvaryai namaḥ

"Saudações à Mãe Divina que nutre tudo e todos,
Saudações à Mãe Divina que encarna a abundância,
Saudações à Mãe Divina que confere a imortalidade."

ŚLOKA SANDHYA DĪPA DARŚANA

*Ao acender a vela da noite

AUM
Dīpa jyotiḥ paraṁ Brahma,
Dīpa jyotir janārdanaḥ,
Dīpō haratu mē pāpaṁ,
Dīpa jyotir namō'stutē.

Śubhaṁ karoti kalyāṇaṁ
Ārōgyaṁ dḥana saṁpadaḥ.
Śatru buddhi vināśāya,
Dīpa jyotir namo'stutē.

"A chama da luz é a Consciência Suprema,
A chama da luz é Aquele que mantém
Todos os seres em vida.

A chama retira todas as ações injustas.
Minhas saudações à chama luminosa.

Mãos postas diante da chama que traz o sucesso,
As bênçãos,
A boa saúde e a prosperidade,
Que destrói a inteligência dos inimigos
(pensamentos negativos).
Minhas saudações à chama luminosa."

APARĀDHA KṢAMĀPAṆA STOTRAM

*Antes de dormir

AUM
Kara caraṇa kṛtaṁ vāk kāyajaṁ karmajaṁ vā,
Śravaṇa nayanajaṁ vā mānasaṁvā'parādhaṁ.
Vihitaṁ avithitaṁ vā sarvametat kṣamasva,
Jaya jaya karuṇābdhe Śrī Mahādeva Śambho.

"Que eu seja perdoado por toda ação injusta
Desta jornada que consegui empreender
Com meu corpo, meus órgãos de ação
(as mãos e os pés), com meus órgãos de percepção
(os ouvidos e os olhos) ou meu mental.

Quer tenha agido consciente ou inconscientemente,
Ó Ser Supremo, encarnação de compaixão que mantém
Tudo em equilíbrio, dá-me teu perdão."

SĀTTVIKA SAMARPAṆA

*Antes de dormir

AUM
Kāyena vācā manasendriyairvā
Budhyātmanā vā prakṛteḥ svabhāvāt.
Karomi yadyat sakalaṁ parasmai
Nārāyaṇāyeti samarpayāmi.

"Meu corpo, minha palavra, meu mental e meus sentidos,
Meu intelecto, minha essência e minhas tendências
Exteriores e interiores,
Tudo isso eu ofereço repetidamente.
Ao Ser Supremo."

TESTEMUNHOS
DE PRATICANTES DE MANTRAS

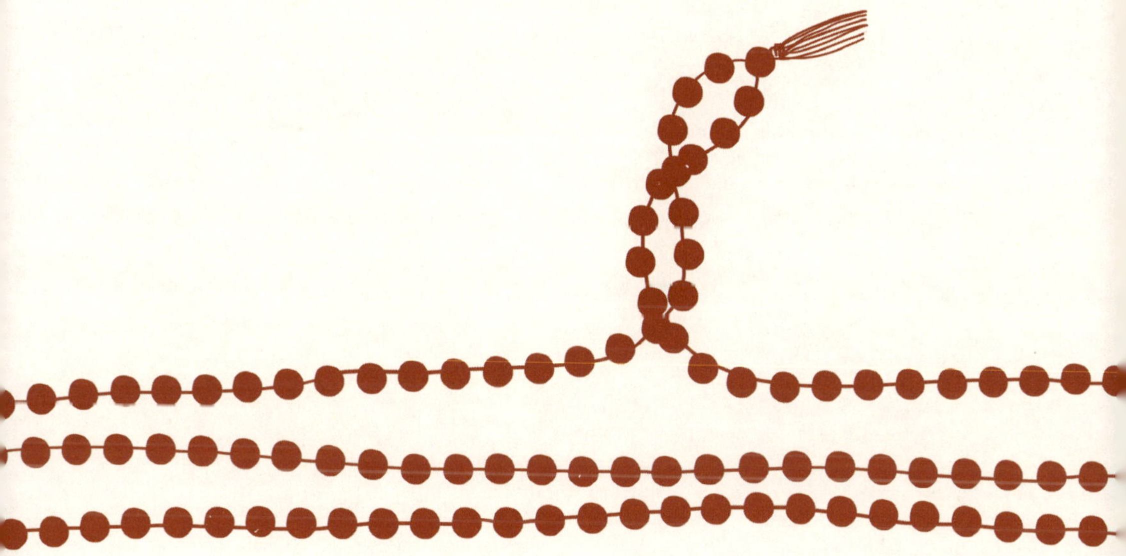

VALÉRIE,

professora de yoga, instrutora em saúde/bem-estar em Rouffiac-des-Corbières (França)

Meu primeiro contato com os mantras não me impressionou, na verdade os rejeitei totalmente. Sempre fiz, desde a infância, minhas próprias orações em voz alta. Fui à Índia, em janeiro de 2020, para completar a formação de professora de yoga. Ainda me ouço repetindo mentalmente: "Nunca cantarei mantras em minhas aulas!". Essa frase rodopiava em meu mental durante cada um de nossos cursos de formação em *Mantra yoga*.

Na volta, tivemos o primeiro confinamento da covid-19 e, todos os dias, os mantras se enovelavam em meu mental, até que comecei a entoá-los o tempo todo com meu *japa mālā* ("rosário de mantras"). Eles me tranquilizavam e continuam a estreitar minha conexão espiritual, minha sensação de estar fortemente ligada a uma energia maior.

Atualmente, os mantras fazem parte de meu cotidiano: no carro, no chuveiro, nos passeios ao ar livre e, claro, no início e no fim de cada uma de minhas aulas de yoga e práticas pessoais.

Acabei por me dar conta da magia dos mantras: meus pedidos e intenções se concretizam pela magia vibratória. Eles também transformaram minha respiração e minha voz durante o canto.

Sei bem que alguns alunos muito dedicados a quem transmiti a prática dos mantras fazem deles, hoje, uma parte integrante de sua vida de yogue.

NICOLAS,

instrutor, terapeuta e professor de yoga em Lille (França)

Ao fim de uma sessão de yoga que eu conduzia em um presídio, resolvi cantar o mantra AUM. De início, hesitei, pois temia a reação tanto dos praticantes quanto dos funcionários da prisão. Sei que o AUM é um símbolo universal, isento de conotações religiosas, e depois de minha explicação, o grupo, de sete ou oito mulheres, mergulhou na vibração. Antes do cântico, a atmosfera parecia muito pesada e notei que minhas alunas estavam entregues ao ruído mental. Mas, proferido o último AUM, senti uma grande calma se instalar no ambiente. Uma paz profunda, ninguém se mexia e o tempo parecia suspenso como quando contemplamos a linha do horizonte diante do mar.

Em seguida, minhas yoginis me pediram para continuar entoando o AUM ao fim de cada sessão de yoga. Desde esse dia, canto o AUM em todas as minhas aulas e a reação dos grupos é variada. Para alguns alunos, esse cântico faz a paz vibrar e eleva a consciência; para outros, é um som que permite concentrar-se e realinhar-se. Então espero, do fundo da alma, que ele seja uma semente para cada um, que permita aos praticantes de yoga encontrarem a calma e a paz em seu interior.

AMÉLIE,

professora de yoga e ayurveda em Mons (Bélgica)

Mãe recente, sofrendo de endometriose e de um problema cardíaco, sobrecarregada profissionalmente e exausta, meu corpo e meu mental não seguiam esse ritmo. Depois de dois bebês e duas cirurgias, mergulhei na depressão pós-parto e no esgotamento. Ainda me vejo entrando na farmácia com uma receita de ansiolíticos e antidepressivos que comprei e nunca tomei. Preferi dormir... por oito meses! Não ria nem sorria. Já não tinha forças para praticar as *ásanas*. Foi então que decidi entoar *Lokāḥ samastāḥ sukhino bhavantu* 108 vezes, de manhã e em jejum; era minha resolução, minha *sādhana*, minha "receita" pessoal. O cântico se apossou de meu cérebro. Aos poucos, fui melhorando. Recuperei a memória, a energia e a confiança. Deixei o emprego e iniciei meu projeto. Consegui voltar a estudar, memorizar, compartilhar. Se, por algum motivo, me afastava da prática, sentia os efeitos negativos invadirem meu mental e minha energia — como se desse um passo atrás.

O que é magnífico e motivo de eu ser infinitamente agradecida é sentir a orientação e a proteção do mantra. Uma proteção que me ajudou a ampliar os limites do esgotamento, a sair do buraco onde estava metida por causa da depressão e a consolidar a estabilidade de meu mental e minhas emoções. Como uma máquina que se liga, reencontrei a energia, uma energia justa e adequada, uma fonte energética vital constante e que equilibra.

Na verdade, eu já conhecia os benefícios da meditação e do cântico de mantras, pois era formada em *Haṭṭa yoga*, mas não os praticava. Não abrira minha *sādhana* aos mantras, só praticava posturas, lia e tinha uma boa alimentação. Consagrava o resto do tempo e da energia a uma "lista de afazeres" rigorosa. Praticando o cântico de mantras de maneira assídua, meu corpo integrou e continua integrando, perdoem-me a pretensão, tudo que os livros descrevem. Minha prática evoluiu.

Lokāḥ samastāḥ sukhino bhavantu é o mantra, entre outros, que entoo todos os dias há seis anos, ora 108 vezes, ora 3. Ele conseguiu "limpar" meu corpo tamásico e liberar minhas emoções. Ajudou-me a ver com mais clareza os esquemas de pensamento e a reencontrar a paz interior, calando a tagarelice incessante de meu mental.

Tornei-me um pilar para meu companheiro e nossos dois filhos, uma amiga e professora de yoga com a qual se pode contar. Uma nova versão de mim mesma!

A prática de mantras é o presente, a caixa de ferramentas gratuita e ilimitada, que recebi da vida; toda vez que os recito, agradeço e redireciono os efeitos de minha prática para a fonte, para aqueles que me ensinaram, para meus parentes, para meus alunos, para o mantra e sua vibração.

STÉPHANIE,

professora de yoga e terapeuta em Nîmes (França)

Descobri a mantraterapia durante minha primeira viagem à Índia, o primeiro encontro de verdade com os mantras tradicionais! Os dias eram pautados por 108 mantras *Gāyatrī* de manhã, para acompanhar o Sol em sua marcha sobre as margens do Ganges, que ouvíamos correr ao longe, e 108 mantras *Mahāmṛtyuṃjaya* cíclicos à tarde. Era uma experiência poderosa! Logo não podíamos mais passar sem ela, pois essas marcações dos dias funcionavam como um verdadeiro ritual que tranquilizava e reconfortava.

Mas o mantra que mais ficou em meu coração foi o dos estudos, *Saha nāvavatu*. A ele confiamos as boas intenções para o aprendizado, pedindo-lhe auspícios favoráveis ao estudo em sentido amplo: textos sagrados, de sabedoria, de técnicas. E, sobretudo, o que me tocou profundamente foi a última frase, que pede tanto ao professor quanto ao aluno para evitarem as discussões.

E eis que me vem à mente a imagem da pessoa que me iniciou em yogaterapia, com quem estudo, "me formo e me deformo". Ela mora do outro lado do planeta, mas, quando entoo esse mantra, é como se estivesse ao meu lado no tapete, cantando conosco.

Diariamente, quando fazíamos essa invocação para os estudos na Índia, eu sentia a bondosa presença de minha Mestra e seu sorriso irradiante na sala que acolhia nosso grupo.

GISELLA,

dançarina em Paris

Descobri os mantras há pouco tempo; e essa descoberta foi um presente em minha vida, num momento em que me perguntava como controlar meu mental indisciplinado. Como permanecer estável e serena face aos desafios e provações da vida do século XXI?

Aprendi, graças às etapas do yoga, a tomar distância de meu mental, a observá-lo e a me impregnar das vibrações infinitamente poderosas dos mantras sagrados.

Um de meus mantras preferidos é o *Āpyāyantu*, extraído do *Kena Upaniṣad*. Quando o entoo, estando calma e concentrada, alguma coisa se abre em mim — um espaço maior, repleto de serenidade, luz e alegria. E, quanto mais assídua me torno, mais percebo seus efeitos em mim.

Os mantras têm o poder real de alterar meu estado de espírito. Sinto-me mais forte e mais estável depois de apenas alguns meses.

Resolvi decorar alguns para praticar aonde quer que vá. Os efeitos dos mantras védicos são poderosos! Alcançar esse conhecimento é um privilégio inestimável.

PADMAVATI,

yogaterapeuta, praticante de mantras e artes sagradas em Bordeaux (França)

Minha existência é pontuada pelos mantras, graças a meu mestre, um sábio indiano que conheci em 2009. Recuperando-me de uma doença grave que me deixou de cama durante um ano, fui iniciada no mantra *Sāvitṛ Gāyatrī* e me empenhei totalmente na via do *dharma*, praticando diariamente.

Em seguida, a energia solar implorada todos os dias despertou em mim a energia do Supremo, que divinizou aos poucos cada célula de meu ser. O mantra *Gāyatrī* é um mantra *mokṣa* (mantra de libertação) que dissipa a ignorância, purifica e ilumina. Assim, a prática de *Gāyatrī* me transformou e me curou em profundidade, e esse processo continua. A cada dia, ponho-me a serviço desse mantra vivificando-o pela repetição, difundindo e irradiando suas vibrações positivas. Então, tudo evolui em mim e à minha volta; tudo se abre, tudo vibra o Sagrado, tudo se expande na medida de meu próprio *dharma*.

Os *Gāyatrī yajña* (rituais dedicados ao fogo sagrado, com o cântico de *Śavitṛ Gāyatrī*), dos quais também participo na Índia há anos, me dão muita força. Essas ocasiões acontecem durante vários dias de cântico contínuo e nos dão uma extraordinária sensação de purificação. São práticas coletivas que, de fato, oferecem a possibilidade de avançar no caminho espiritual de maneira muito intensa.

EMMA,

decoradora de interiores em Paris

Entoei mantras pela primeira vez durante um estágio em Auroville, em 2018.

Foi uma grande descoberta, pois eu pensava que um mantra era uma exortação positiva!

A experiência se revelou difícil para mim, já que, após as aulas, não conseguia dormir. As palavras e frases sânscritas dos mantras me requisitavam, revoluteando em meu cérebro a noite inteira. Meu sono voltou ao normal depois que parei de frequentar as aulas de mantras e pude assim aproveitar bem outros ensinamentos preciosos. Essa situação me deixou intrigada.

No ano seguinte, fiz outro estágio na Índia, onde entoávamos mantras ligados ao sagrado feminino e, dessa vez, as deusas me tomaram nos braços. Os mantras tântricos, com os *bījas* (sons seminais), ressoavam poderosamente em mim a cada prática de yoga, mas sempre doces e benfazejos. Basta, na verdade, estarmos prontos para descobrir esses tesouros e nos beneficiar de seus dons.

Aprofundei ainda mais minha relação com o som sagrado por ocasião de um estágio de um fim de semana inteiro, com o aprendizado de um texto védico bastante longo, o *Mantra Puṣpam*. Adorei! Dessa vez, o sânscrito girava incessantemente em minha cabeça, mas sem nenhum efeito prejudicial. O mantra parecia estar cantando por si mesmo através de mim, o que acalmava meu mental e me arrastava numa magia rítmica. Era como o navio de minhas jornadas.

Hoje, canto todas as manhãs meu mantra de proteção e espero aprender outros em breve.

KERI,

estudante em Bruxelas (Bélgica)

Descobri os mantras há uns três anos, ao aprofundar minha abordagem do yoga. De início, fiquei muito reticente. O canto não é bem uma coisa que pratico, ao contrário. Uma espécie de bloqueio me impedia de usar a voz para a expressão, pois supunha que cantava de uma maneira absolutamente falsa.

Entretanto, ao ouvir gravações de diversos mantras, seus sons me traziam um autêntico bem-estar interior: a calma e a transparência dos pensamentos.

Foi ouvindo o mantra da Lua pela primeira vez que tive um "clic" de verdade: ele me insuflou o desejo irreprimível de cantar também. Mais tarde, descobri o mantra do Sol. Esses dois mantras ocuparam um lugar de destaque em minha *sādhana*, que agora me pareceria bem pobre sem eles. Instintivamente, volto sempre a essas duas vibrações, pelas quais sinto muito amor e gratidão. Cada sílaba é tão oportuna, tão doce e tão completa! Graças a elas é que, hoje, pretendo aprofundar meu conhecimento dos mantras e liberar de vez minha voz. Estou a caminho, guiado passo a passo pelo Sol e a Lua.

NADÈGE,

professora de yoga e terapeuta em Paris

Após a morte de meu pai, cantei 108 vezes o mantra *Mahāmṛtyuṃjaya* durante quarenta dias. Com a intenção de acompanhar sua partida e tecer um casulo de luz à sua volta, eu sentia que esse mantra minorava cada vez mais, dia a dia, meu luto. Muitas vezes, tinha a impressão de que meu pai estava perto de mim enquanto eu cantava.

Quando de minha formação em yoga no *ashram Śivānanda*, ensinaram-me que esse mantra protege e acompanha cada mudança, seja ela uma partida em viagem, um novo ano de estudos, um aniversário ou um falecimento.

Findo o período de quarenta dias, tive a impressão de que esse mantra acompanhava meu pai na passagem para o além e, ao mesmo tempo, me apoiava em minha nova vida de órfã.

Em meu coração, agora só existe amor; e continuo a cantar regularmente o mantra *Mahāmṛtyuṃjaya* para meu pai, por todos aqueles que amo e por todos aqueles que sofrem, estejam onde estiverem.

BIBLIOGRAFIA

ASHLEY-FARRAND, Thomas. *Shakti Mantras: Tapping into the Great Goddess Energy within.* Ballantine Books, 2009.

AUROBINDO, Sri. *Secret of the Veda.* Lotus Press, 2010.

BARRAQUÉ, Philippe. *Mantras de Guérison.* Guy Trédaniel Éditeur, 2016.

BRAHMANANDA, Swami. *Stotra Mala with Original Insanskrit.* Chinmaya Mission Trust, 2007.

CAPUTO, Roberto. *OM, la Sillabe Primordiale.* Nataraj, 2009.

CHINMAYANANDA, Swami. *Bhagavad Gītā.* Guy Trédaniel Éditeur, 2012.

__________. *Tune in the Mind: Japa Gāyatrī.* Central Chinmaya Mission Trust, 2007.

CHINNAIYAN, M. D., KAVITHA M. *Shakti Rising: Embracing Shadow and Light on the Goddess Path to Wholeness.* Non-Duality, 2017.

DESIKACHAR, T. K. V./DESIKACHAR, Kausthub. *Vedic Chant Companion.* KYM India, 2000.

FRAWLEY, David. *Ayurvedic Astrology: Self Healing through the Stars*. Lotus Press, 2006.

__________. *Mantra Yoga and Primal Sound: Secret of Seed (Bija) Mantras*. New Age Books, 2012.

_________. *Inner Tantric Yoga: Working with the Universal Shakti*. Lotus Press, 2012.

__________. *Shiva: The Lord of Yoga*. Lotus Press, 2015.

JOHARI, Harish. *Chakras Energy Centers of Transformation*. Destiny Books, 1988. [*Chakras – Centro de Energia de Transformação*. São Paulo: Pensamento, 2010.]

__________. *Tools for Tantra*. Destiny Books, 1988.

KERLYS, Antoine / KUMAR, Ravindra. *La Pratique des Mantras*. Dervy, 2013.

KINSEY, David. *Hindu Goddesses: Vision of the Divine Feminine in the Hindu Religious Tradition*. University of California Press, 1988.

MADHUKAR, R. K. *Gāyatrī: The Profound Prayer*. New Age Books, 2020.

MALLINSON, James / SINGLETON, Mark. *Les Racines du Yoga*. Almora, 2020.

NITYANANDA, Swami. *Symbolism in Hinduism*. Central Chinhmaya Mission Trust, 2019.

PADOUX, André. *Corps et Mantra: De la Présence des Mantras dans le Corps*. CNRS Paris, 2004.

PUṢPĀÑJALI. Central Chinmaya Mission Trust, 2018.

Sacred Hymns to Spread your Winds: Chinmaya Book on Hymns. Central Chinmaya Mission Trust, 2018.

SATYANANDA SARASWATI, Swami. *Kundalini Tantra*. Swam Éditions, 2007.

__________. *Méditations Tantriques*. Satyanandashram, 2011.

SIVANANDA, Swami. *Japa Yoga.* Divine Life Society, 2005.

VISHNU DEVANANDA, Swami. *Meéditation and Mantras.* Motilal Banarsidass, 1999.

WALLIS, Christopher D. *Tantra Illuminated.* Mattamayura Press, 2013.

WOODROFFE, Sir John. *La Puissance du Serpent.* Éditions Paul Derain, 1959.